一次搞懂痛風

姜周禮——著

晨星出版

【作者序】

痛風是一種最常見的發炎性關節炎。發生的原因是因為血中尿酸值超過溶解飽和點而造成結晶析出。這些結晶主要會沉積在身體周邊的關節及其周圍組織，形成痛風。由於痛風的發作是一種自限性的疾病，在一至兩星期內，會自行緩解，加上以前對此疾病的知識有限，而且有些人時隔很久才會再復發，所以一直以來在大家的心目中，痛風就是關節痛一下、吃一吃止痛藥即可，並不十分在意，也不去積極預防。另外就是以往降尿酸藥物不是療效有限，就是有一定的毒性及風險，有些甚至會造成過敏死亡，因此醫生在治療高尿酸血症造成的痛風時，往往瞻前顧後，不敢大膽的使用藥物，使患者的尿酸無法好好地控制在目標值內。

但時至今日，我們已知道，長期痛風的結果除了會造成關節及軟組織的破壞之外，還會影響許多疾病的進展，像是代謝症候群、高血壓、糖尿病、心血管疾病、腎臟病等等。當痛風和這些疾病共存時，會增加這些疾病的死亡率。就算沒有這些疾病，有痛風者的死亡率也會較沒有者為高，因此讓大家不得不正視這個問題。近年來在許多重量級的醫學期刊中，都有諸多學者紛紛發表高尿酸血症造成的痛風與各種疾病之間的關係的研究，顯示出這議題的重要；幸運的是，目前也已出現副作用少且療效更好的藥物。

一般而言，痛風的高盛行率是在已開發國家——像是北美和西歐約1～4％——和海洋民族——像是台灣的原住民和紐西蘭的毛利人有世界最高的痛風盛行率，超過10％。而台灣漢族痛風的盛行率與其他已開發國家相比，在各個年齡層中也都是最高的，形成另類的台灣第一。另外，痛風在各國的趨勢都是隨著年齡增加而增加，在七十歲左右，趨近水平，而且都是男多於女，約三至四比一。

整體而言，痛風是一個世界性的疾病，其對整個身體健康的衝擊，也日趨明朗。控制尿酸在合理的範圍內，已是一個重要的健康管理目標也是大家的共識。希望藉由這本書粗淺的介紹，能讓大眾對高尿酸血症造成的痛風有一個初步的了解，從而趨吉避凶，健健康康。

姜周禮 醫師

目錄

痛風的基礎知識……35

痛風的治療……109

痛風患者的調養……161

預防痛風這樣做

第 1 章

痛風的前身

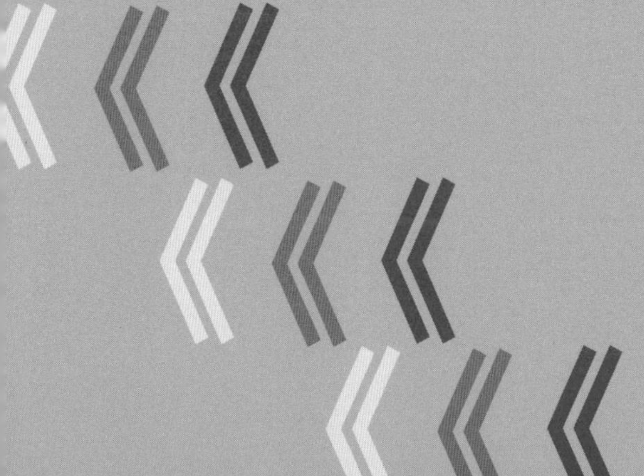

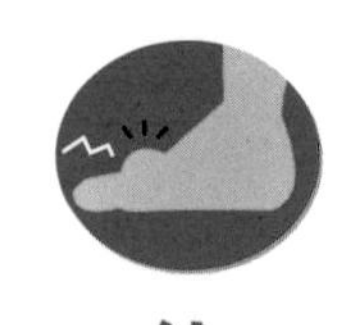

什麼是痛風

根據行政院衛生署二〇〇〇年的調查報告顯示，台灣罹患高尿酸血症的人口有兩百七十萬之多，而有十分之一的高尿酸血症患者會引發痛風，因此，對於高尿酸血症與痛風，我們有必要進一步深入了解。

痛風發作起來非常難以忍受，從前被稱為是「帝王病」，也就是有錢人的奢侈病，但是近年來，由於經濟環境、生活品質與習慣改變，罹患痛風的人口也增多了，更被改稱為「酒肉病」，痛風究竟是什麼呢？

臨床表現上，痛風是血液中尿酸濃度過高，引起尿酸鈉鹽結晶沉積於關節、軟骨、滑囊液、肌腱或軟組織中的一種發炎性疾病。

高尿酸血症是導致痛風的最重要因素，當尿酸值>7.0mg/dL 即為高尿酸血症，尿酸值的濃度越高，持續的時間越久，發生痛風的機會越大。

痛風常會引起腎臟發炎及腎結石，其他還有肝、腎、心血管方面的併發症。

引起痛風的原因

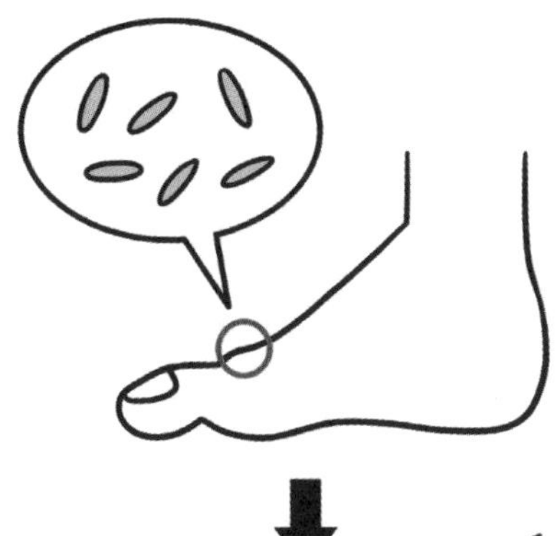

血液中尿酸含量過高
在關節處形成尿酸鹽結晶堆積

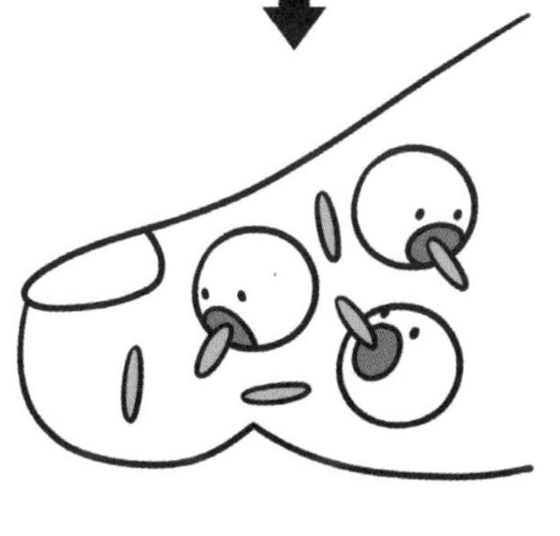

白血球試圖排除尿酸結晶

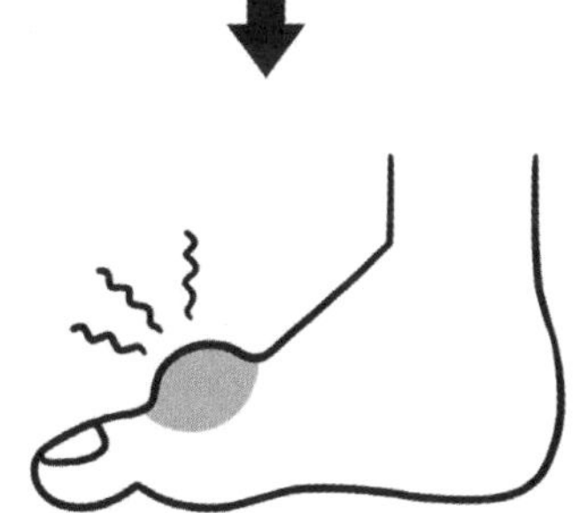

造成紅、腫、熱及疼痛

痛風好發於成年高尿酸血症男性及停經後的高尿酸血症女性。急性痛風經常在半夜或一大早突然發作，大多發生於下肢關節，尤其是大腳趾。當痛風發作的時候，關節的部位會出現「紅、腫、熱、痛」的現象，有些患者甚至因為太過疼痛而無法行走。痛風如果沒有經過妥善的治療，隨著病情發展，將從一處關節發病演變為同時侵犯多處關節。

痛風初次發作時，通常會在兩週內自然消退，接下來可能會在一年內發生數次，也有可能好幾年才發生一次。如果未經妥善治療，急性痛風期持續發展至慢性痛風關節炎期，最終演變為痛風性腎病。

痛風分為原發性和繼發性兩類。大多數的原發性痛風發生原因不明，只有約1％的患者是由於體內的酶缺陷而導致痛風；繼發性痛風則大都是由於腎臟、血液疾病以及藥物副作用等原因所引起。

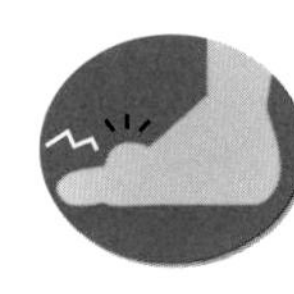

引發痛風的兩大指標——普林與尿酸

普林

普林，又稱為嘌呤（purine），是生物體內一種重要的鹼基，在人體內主要以嘌呤核苷酸的形式存在，與細胞有著密不可分的關係。

細胞的構造分為細胞核、細胞壁、細胞質三個部分，在細胞核中含有核酸，也就是DNA及RNA，當人體進行新陳代謝時，核酸分解、合成的過程中就會產生普林，而普林再次經過代謝作用時，就會產生尿酸和黃嘌呤的結晶化合物，也就是導致痛風的元素。體內的普林越多，導致痛風的機率就越高。

普林的產生

人體內的普林有以下兩種來源：

1.自行合成

人體內每一秒鐘都會有許多細胞生成、分解與合成，過程中就會形成普林。

人體中含有三磷酸腺苷（ATP），主要的功能之一就是提供人體運動、代謝時所需要的能量。劇烈運動時會消耗大量三磷酸腺苷，代謝之後就會產生大量的普林。這也就是為什麼在運動過後，尿酸值會升高。

像這一類內生性的普林來源約佔三分之二。

2.攝取的食物

人類以各種動、植物為主食，而各種動、植物體內的細胞核中當然也有核酸。食物中的核酸大多以核蛋白的形式存在，在胃酸作用下，核蛋白分解為核酸和蛋白質。核酸在小腸中被胰液和腸液中的核酸酶催化，逐漸水解破壞，生成單核苷酸，嘌呤核苷酸和嘧啶鹼基，嘌呤核苷酸也就是普林。

這一類來源的普林約佔三分之一左右。

普林的代謝

人體中負責普林代謝的主要器官為肝臟、小腸和腎臟。普林的代謝過程，從嘌呤核苷酸分解為嘌呤核苷，然後在催化酶的作用之下，再轉化成次黃嘌呤和鳥嘌呤，其中鳥嘌呤在鳥嘌呤脫胺酶的催化下也轉變成黃嘌呤，最後黃嘌呤在黃嘌呤氧化酶的催化下進一步被氧化成尿酸。

有些動物體內有尿酸酶，因此可以繼續將尿酸代謝為尿囊素，最後分解為二氧化碳和水。但是人體中並沒有這樣的機制，因此，尿酸就是人體內嘌呤鹼基的最終代謝產物。

而尿酸不溶於水，如果體內普林的代謝出了問題，就會導致人體內尿酸結晶沉積過多，造成高尿酸血症，也就是痛風的根源。

尿酸

尿酸是人體內嘌呤鹼基分解後的最終產物，以往被認為是代謝產生的廢物，不具有任何生理上的功能。然而，近年來有研究發現，尿酸可以除去人體中過多的抗氧化酵素（SOD）；也有研究認為，尿酸與維生素C、膽紅血素為人體內的三大

普林的代謝

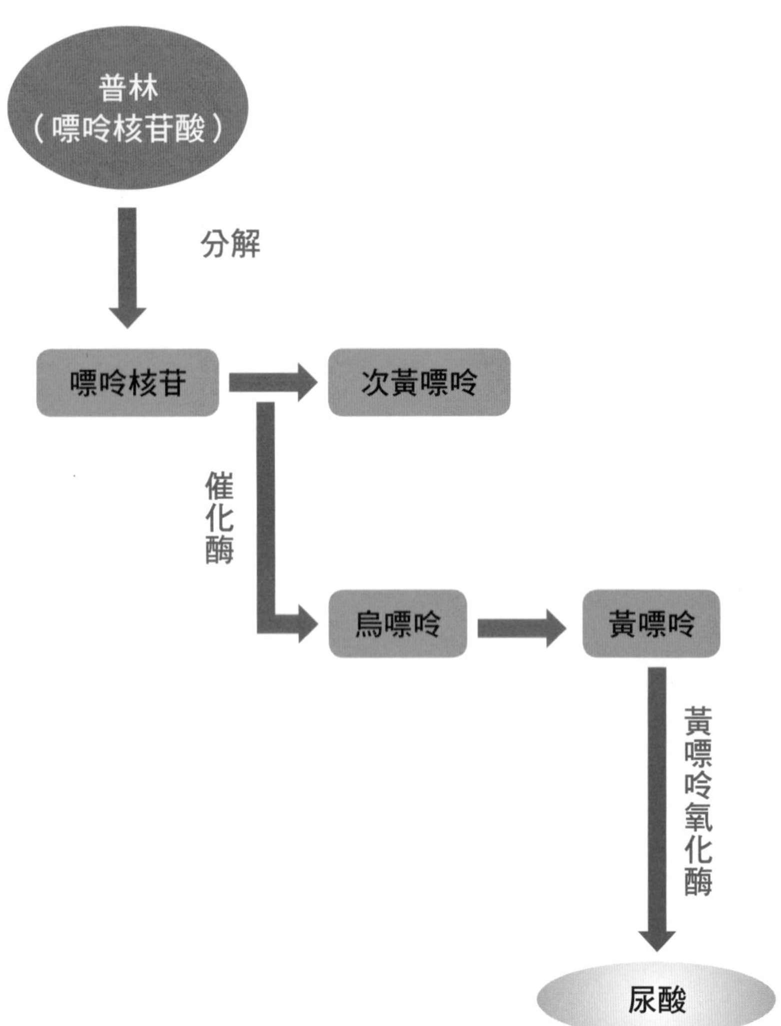

抗氧化物質，能有效清除氧自由基、高鐵血紅素等有害物質；此外，還有研究顯示，透過尿酸對抗亞硝酸鹽的反應，可能具有對神經系統一定程度的保護作用。

尿酸的產生與代謝

人體經由細胞的代謝作用與食物的攝取產生普林，而普林分解代謝後的最終產物就是尿酸，正常人每日製造的尿酸約有三分之二由腎臟經尿液排出，約三分之一由腸內細菌分解代謝隨大腸糞便排出，另有極少量由汗腺排泄。然而，並非所有的尿酸一形成就會全部被排出體外，而是在一個標準值範圍內的量。

以往認為人類及靈長類不像其他的動物體內具有尿酸酶，可以將尿酸再分解成其他的物質，但是近年來有研究發現腸道細菌以及血細胞中含有少量分解尿酸的酶，有極低比例的尿酸可以在人體內繼續分解成尿素、尿囊素、氨及二氧化碳，經由尿液、糞便或肺排出體外，尤其當人體發生腎功能衰竭時，腸道對尿酸的分解可能是尿酸的主要代謝途徑。

如果尿酸過高？

尿酸不容易溶於血液，當血液中的尿酸含量超過標準值範圍 6.8~7mg/dl 時，就會形成飽和狀態，多餘的尿酸會滲出血管之外，在關節或腎臟等部位堆積，形成尿酸鹽結晶。

因此，當測出尿酸值超過 7mg/dl，就會被診斷為高尿酸血症，此時必須要注意控制尿酸值，以免引發痛風。

當發現高尿酸血症時，透過生活習慣的改變，加上飲食療法和運動療法，就可以改善尿酸值，但是如果放任不管，繼續原有的不良生活習慣，囤積在關節和腎臟的尿酸就會形成針狀結晶，造成足部大拇指、腳踝關節等部位的關節腫脹，演變為急性痛風發作，疼痛難當，到時候就必須一生與痛風為伍了。

普林、尿酸與痛風的關係

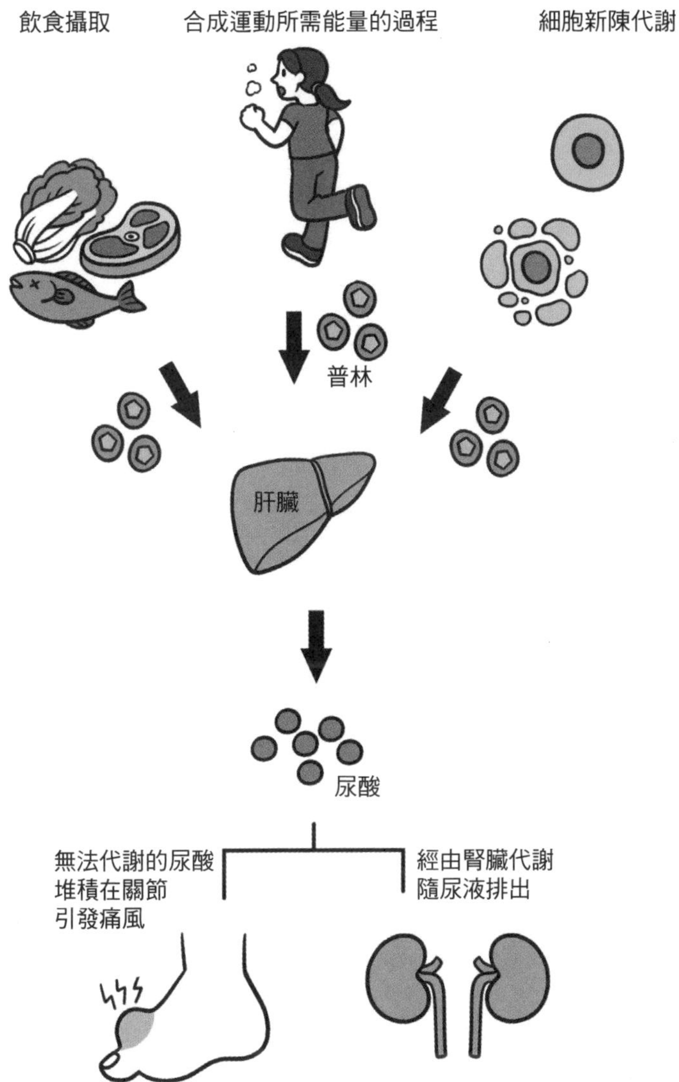
飲食攝取
合成運動所需能量的過程
細胞新陳代謝
普林
肝臟
尿酸
無法代謝的尿酸
堆積在關節
引發痛風
經由腎臟代謝
隨尿液排出

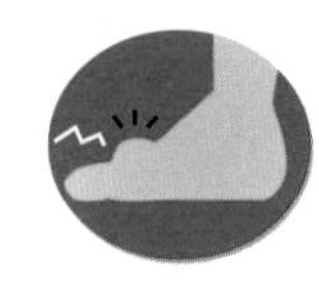

痛風的前兆——高尿酸血症

高尿酸血症是指血中尿酸濃度過高，其一是流行病學的定義，指血中尿酸濃度比正常人的平均值加上二個標準差還高就是；其二是生理生化的定義，以痛風致疾基礎，主要是由形成組織內結晶沉澱為起點考量，即成年人血尿酸值大於 7mg/d 定義為高尿酸血症。宜以生理化學的定義為準。

一般來說，人體會自行將體內多餘的尿酸透過尿液、汗液或糞便排出體外，使體內的尿酸值維持在標準範圍內，但是當排除尿酸的機制出現問題時，過多的尿酸就會積存在血液中，而形成高尿酸血症。高尿酸血症正是痛風的前兆，每五百萬人的高尿酸血症患者之中，就有約15％左右的人罹患痛風，因此，我們必須對於高尿酸血症有一定的認識。

高尿酸血症的成因有三種：

1.尿酸生成過多

指的是人體的尿酸排泄功能正常，但是體內產生的尿酸卻過高，造成無法及時排泄的情形。造成尿酸生成過多除了少數是因為先天遺傳酵素（HPRT）缺乏之外，後天的原因有外源性，例如攝取過多高普林的食物，以及內源性，例如白血病細胞快速地增殖代謝，或是橫紋肌溶解症和化療等會加速普林的分解。

2.腎臟無法正常排除尿酸

因疾病導致腎臟對尿酸的排泄量降低，致使體內尿酸增加，如果沒有及時處置，便會形成高尿酸血症。引起腎臟排泄不足的原因，除了腎病外，還包括饑餓、酸中毒、利尿劑等藥物治療。

3.混合型

同時存在生成過多和排泄不足的情形。最常見就是飲酒，另外就是一些酵素缺乏之症。這類情形大多出現在遺傳性尿酸排泄能力不足的人身上，一旦攝取過多高普林食物或飲料時，就無法處理血液中增加的尿酸。

高尿酸血症的種類

1. 原發性高尿酸血症

原發性高尿酸血症佔90％，主要是遺傳特異性體質造成尿酸過度生成，或腎臟對尿酸排泄減少。

2. 繼發性高尿酸血症

繼發性高尿酸血症佔10％，是由其它疾病所造成，例如：肥胖、高血脂、酒精成癮、腎衰竭或藥物引起等，如果身體已存在原發性或續發性病因，此時攝取富普林的食物會使血清中尿酸值升高。

高尿酸血症的類型

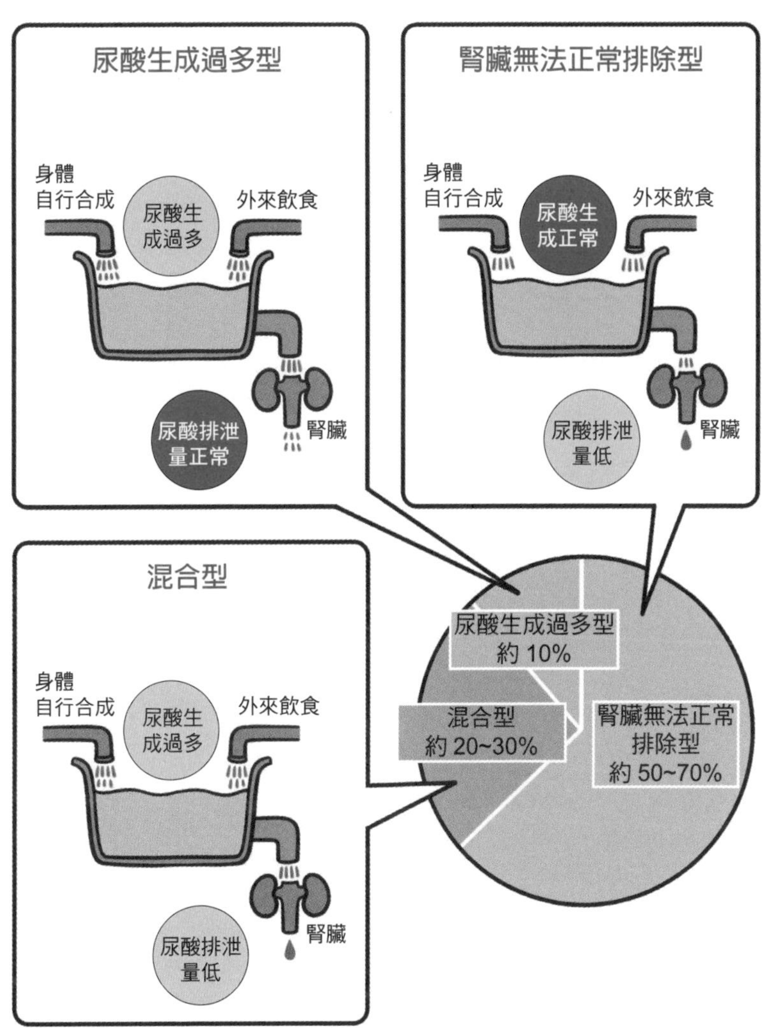
尿酸生成過多型
身體
自行合成
尿酸生
成過多
外來飲食
尿酸排泄
量正常
腎臟
腎臟無法正常排除型
身體
自行合成
尿酸生
成正常
外來飲食
尿酸排泄
量低
腎臟
混合型
身體
自行合成
尿酸生
成過多
外來飲食
尿酸排泄
量低
腎臟
尿酸生成過多型
約 10%
混合型
約 20~30%
腎臟無法正常
排除型
約 50~70%

使尿酸上升的原因

高尿酸血症和痛風有密不可分的關係，當我們發現自己的尿酸值過高時，就必須及時找出導致自己尿酸值升高的原因，並且針對這些原因進行調整，不論是透過藥物治療、飲食控制或是運動等方法，使尿酸值能夠逐漸恢復正常。生活中導致尿酸值升高的因素有許多，列舉幾項如下：

1. 遺傳基因

根據臨床上的統計數據，高尿酸血症患者的家族病史中，有高尿酸血症或痛風的比例相較於沒有這類疾病的人高。醫學實驗尚未得知確切的原因，但是初步研究應該與某些遺傳基因容易造成尿酸容易上升有關，例如HPRT基因、PRPP合成酶基因，此外，腎小管細胞膜上與尿酸及離子交換有關的輸送體的變異，也有造成尿酸值升高的可能。

2. 攝取過多含普林的食物

動植物中都含有普林，因此當我們攝取食物時，也會將普林吃進體內。每一種食物所含的普林都不一樣，低普林含量的食物大多是蔬果、五穀根莖類，而動物內臟、海鮮類等則多屬於高普林食物，原因是內臟、海鮮類的細胞排列緊密，因此細胞核的數量相對增加，代謝產生的普林含量也因此提高。

既然如此，我們是否應該完全不攝取含有高普林的食物呢？其實不必因噎廢食。目前關於高尿酸血症與痛風的整體治療方式，在飲食方面採取的是均衡的營養，除了急性痛風關節炎發作時，應該完全戒除高普林食物之外，其他時間，還是多方面攝取各種食物，才能維持身體的營養均衡。

3.酒精成癮

長期性的飲酒過量會同時造成尿酸生成過多與尿酸排除量減少，加重高尿酸血症的風險，某些酒精飲品如啤酒、紹興酒本身就含有很高的普林含量，也可能是導致高尿酸血症的因素。

4.尿酸排除障礙引起高尿酸

造成尿酸排除障礙的主要因素，有攝取過量的酒精，以及腎臟排除尿酸的功能不佳等。在此一提，高普林食物會引起尿酸值升高，其中一個重要的原因是腎臟排除尿酸的能力下降，因此，並非所有的人攝取高普林食物都會造成尿酸值升高。

檢測腎臟能力的基本方式是檢測腎絲球的肌酸酐廓清率（ＣＣｒ），也就是檢測血液及二十四小時尿液中的肌酸酐濃度，然後再用公式加以計算。由於正常的成人每天所產生的肌酸酐量是固定的，而且在二十四小時內的濃度變化不大，因此肌酸酐的排泄量可以直接反應腎臟的機能。一般來說，ＣＣｒ的正常值為90～110mL/min，如果低於正常值，則表示患者的腎臟排泄尿酸或是腎小管的功能出了問題。

5.藥物造成的副作用

有些藥物的副作用會使尿酸值升高，其中常見的有利尿劑（Diuretic）、阿斯匹靈（Aspirin）、環孢靈（Cyclosporine）以及抗結核病藥物等。

利尿劑的主要作用是排除體內多餘的水分，但是短時間內排出大量的水分可能造成尿酸來不及排出，形成高尿酸血症。此外，治療癌症的化療過程中，使用化療藥物將癌細胞和正常細胞殺死，會促使大量的普林產生，進而形成尿酸，提高體內尿酸值。

6.其他疾病引起的高尿酸

使尿酸上升的原因

某些疾病會造成尿酸上升，如代謝症候、癌症等，其中以急性白血病最常見。白血病患者的細胞因為異常分裂，使細胞快速分裂的過程中產生大量的普林，進而代謝成尿酸，當人體來不及排出這些尿酸時，就會造成高尿酸血症。

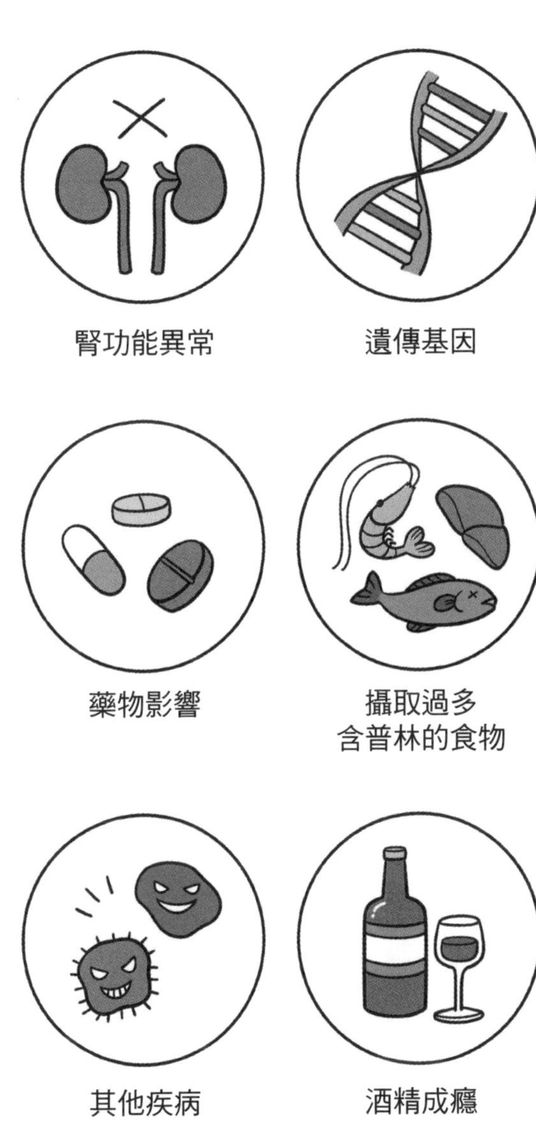

造成尿酸過高的生活習慣

1. 造成肥胖的飲食習慣

高尿酸血症患者與痛風有一個共同的特徵，就是肥胖的人比率很高。通常肥胖的人較偏好肉類或是重口味、高脂肪、高熱量的食物，進食的速度也較一般人快，因此容易飲食過量，這種不規律的飲食習慣不但容易造成肥胖，而且，食物中的動物性脂肪、動物性蛋白質也會促使體內尿酸值升高。

2. 大量排汗的活動

大部分的尿酸是隨著尿液排出體外，當人體大量流汗時，就會造成體液減少，使得尿酸濃度上升，而且容易形成尿酸鹽結晶。激烈運動會造成大量流汗，洗三溫暖也將使尿酸迅速上升，如果在運動或是三溫暖之後喝啤酒，會使高尿酸更加嚴重；此外，因腹瀉、宿醉會造成脫水，所以尿酸值也會升高。

3. 壓力

當人處在強烈的壓力之下，身體會分泌腎上腺素，使血管收縮、減少尿液量，使尿酸的排泄量減少，尿酸值上升。此外，承受大量壓力的人，大多數白天以高熱量的外食為主，晚上還需要應酬喝酒，或是在下班之後想排解壓力，於是暴飲暴食，這種生活習慣也是導致高尿酸血症的原因之一。

高尿酸血症應該求診哪一科

由於高尿酸血症沒有自覺症狀，許多患者都是在健康檢查、住院檢查或是檢查其他生活習慣疾病時，才經由醫師告知自己有尿酸值過高的現象。

因此，大家在平時就應該對於自己的身體狀況多加注意，特別是體重、血壓、肝指數、膽固醇值、三酸甘油脂值以及尿酸值，隨時掌握這些數值才能管理好自身的健康。

因為沒有自覺症狀，所以定期到內科進行血液檢查就很重要，尿酸值檢查通常包含在血液生化檢查的項目當中，有些醫院也會一併進行尿液檢查。血液檢查除了可以得知尿酸值是否在正常範圍內，同時也能確認腎臟、肝臟等器官的健康狀態。進行內科檢查時，如果有任何自覺症狀，也必須要誠實告知醫生。

血液檢查的結果一旦發現尿酸值過高，也就是尿酸濃度高於 7.0mg/dl，就應該儘快前往高尿酸血症專科或是痛風專科醫院做進一步的評估。在急性痛風尚未發作之前，只要藉由飲食療法、運動療法及生活習慣的調整，就可以降低尿酸值恢復健康，因此，千萬不要掉以輕心，拖延就診的時機。

高尿酸血症≠痛風

高尿酸血症雖然是判斷痛風的重要生化基礎，並且也是引起痛風性關節炎、痛風石和痛風性腎病的原因，痛風的治療效果和預後也是以尿酸值為重要指標。但是，高尿酸血症與痛風並非同義詞，高尿酸血症患者中只有約10％～20％的人會出現痛風的症狀。

在出現關節炎、腎病、腎結石等臨床表現前，都屬於無自覺症狀。簡單來說，痛風和高尿酸血症之間最大的不同，就是是否發生劇烈疼痛的急性關節炎。也就是說，當高尿酸血症的患者在幾乎毫無預警下，突然出現了關節處的紅腫、劇烈疼痛感時，可能就是痛風初次發作。

第 2 章

痛風的基礎知識

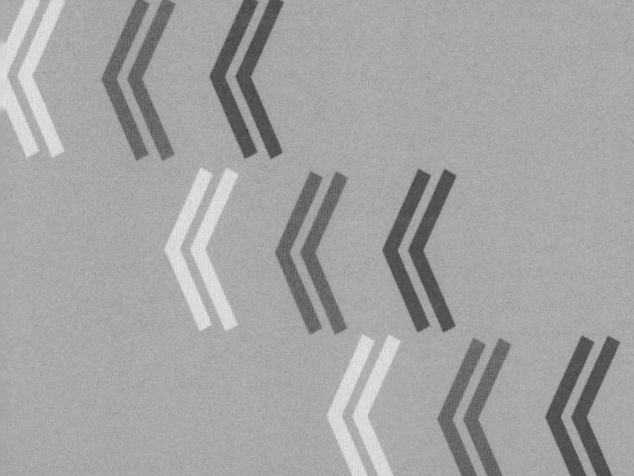

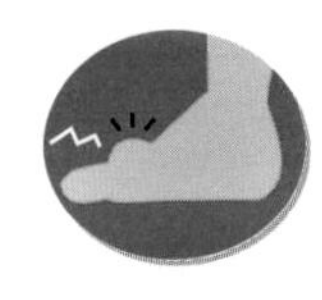

痛風的原理是什麼

一般來說，當尿酸值在在7.0md/dl以下時，也就是尿酸的正常數值範圍，血液可以溶解特定濃度的尿酸，使尿酸不致於形成尿酸鹽結晶，引起發炎反應。

此時，大部分的尿酸透過尿液排出體外，但是當人體內的尿酸因為遺傳、肥胖、飲食及其他因素產生過多時，就會無法及時順利排出而累積在血液中，而當血液中的尿酸濃度超過標準值，無法完全溶解時，尿酸就會隨著血液循環而在人體中流動，漸漸沉積在體內溫度較低的關節組織中，例如大腳趾或腳踝關節等。

當尿酸鹽結晶在關節沉積越來越多時，人體內的巨噬細胞及中性白血球等吞食細胞就會啟動防衛機制，試圖將尿酸結晶加以排除。但是由於尿酸鹽結晶是無生物，因此白血球在攻擊過後便死亡。整個過程中，白血球會釋放出酵素、活性氧、前列腺素及細胞激素等物質，導致患部血流量增加、微血管擴張、關節腔積水等現象，也就是所謂的「急性發炎反應」，造成關節處產生紅、腫、熱及疼痛，甚至是劇痛。

引起痛風的原因

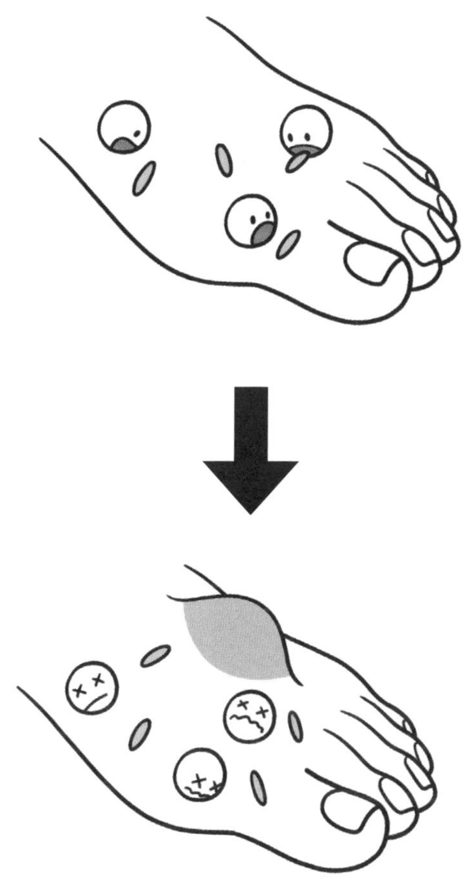

白血球排除尿酸鹽結晶的過程中，會導致急性發炎，並伴隨紅、腫、熱、痛的現象。

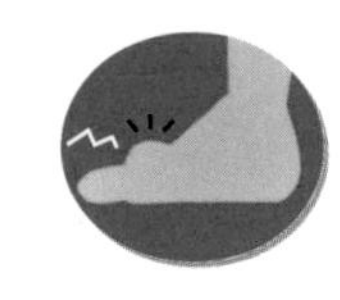

痛風的分類——原發性痛風與繼發性痛風

臨床上痛風可分為原發性痛風和繼發性痛風。兩者都有尿酸生成過多與尿酸排泄減少的問題。

1. 原發性痛風

臨床一般所說的痛風多指原發性痛風，也就是原發性高尿酸血症引起的痛風。原發性痛風大多原因不明，但常會伴隨肥胖症、高血壓、脂代謝異常糖尿病、冠心病和動脈硬化等遺傳易感性疾病，其中，尿酸排泄過少是造成尿酸值過高的主要原因，可能是基因遺傳缺陷、腎小管分泌尿酸功能障礙等因素引起。尿酸產生過多造成尿酸值升高者約佔10％，可能是由於基因遺傳缺陷引起。原發性痛風中有約1％～2％是因為參與普林代謝的酶的缺陷所致，也有研究顯示，抗氧化物質、營養素或白蛋白缺乏，也有可能是造成原發性痛風的因素。

2. 繼發性痛風

繼發性痛風是由於腎臟疾病、血液病變以及某些藥物副作用等多種原因導致的高尿酸症所致，痛風為其併發症。某些原發性痛風也存在繼發性因素。此外，還有一種原因不明的高尿酸血症，稱為特發性高尿酸血症。

引起繼發性痛風的疾病有：

1. 骨髓增生性疾病

如白血病、紅血球增多症、溶血性貧血、淋巴瘤、多發性骨髓瘤以及癌症等，都會導致細胞的增殖加速，造成細胞代謝變快，尿酸產生增多，尿酸值升高。

2. 惡性腫瘤

腫瘤經過放、化療後，會造成大量的細胞破壞，引起核酸轉換增加，導致尿酸值提高。

3. 腎臟疾病

腎臟疾病包括慢性腎小球腎炎、腎盂腎炎、多囊腎、鉛中毒和高血壓晚期等引起的腎小球濾過功能減退，會使尿酸排泄減少，導致血尿酸濃度升高。

4. 藥物

利尿藥、小劑量阿司匹靈等，會抑制腎小管排泄尿酸而引起高尿酸血症。除此之外，免疫抑制劑會抑制腎小管排泄尿酸，長期服用免疫抑制劑的腎移植患者，也可能會發生高尿酸血症。

繼發性痛風主要的特點有：

1. 繼發性痛風會發生對象為兒童、青少年、女性和老年人，而原發性痛風則多見於40～50歲以上的中年男性。
2. 因為原發疾病的關係，繼發性痛風患者可能有明確的相關用藥史。
3. 高尿酸血症的症狀較原發性痛風更高。
4. 痛風腎、尿酸結石等發生率較原發性痛風高。
5. 痛風性關節炎症狀往往較原發性輕或者沒有典型症狀
6. 由於原發疾病的病情普遍較嚴重，因此繼發性痛風患者的存活率通常較小。
7. 部分患者二十四小時尿液的尿酸排出量增多。

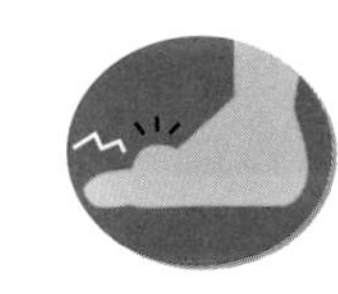

痛風的原因

除了繼發性痛風之外，有90％以上的痛風是因為身體無法充分的將尿酸排泄到尿液中，其餘的患者大多是攝取過多含高普林的飲食，或是內源性的生成過多的尿酸，很少數是因為腸道排除尿酸有障礙。影響痛風的成因有許多，這些因素常都是相輔相成，或是彼此有因果關係，因此，若想要擺脫痛風，一定要從各方面下手，而非改善單一方面因素就可以的。綜合來說，痛風的發病因素有以下這些可能性：

1. 遺傳缺陷

臨床研究發現，痛風是一種先天性代謝缺陷性疾病，主要是因為尿酸生成的過程中，一些酶的基因發生的突變，使尿酸的生成增多或排出減少，發生高尿酸血症或痛風，也就是說痛風屬於基因突變的遺傳性疾病。

研究資料顯示，80％的12～19歲患者和50％的20～25歲患者都有家族史；此外，原發性痛風患者中有10％以上有痛風陽性家族史，而且發病者以男性居多。

此外，痛風與種族也有相關性。目前世界各地每個種族都發現有痛風的出現，但是不同種族的痛風與高尿酸血症的患病率有很大的差異。例如：黃種人高尿酸血症和痛風的發病率低於西方白種人，但是生活方式接近西方的東方人血尿酸值相對提高。黑種人的痛風發病率似乎高於白種人。

2. 飲食習慣

高尿酸血症與痛風和飲食有密不可分的關係，隨著飲食結構的改變，現代人攝入動物性蛋白及脂肪增多，而高蛋白飲食會增加尿酸合成，因此高尿酸血症和痛風病患也顯著增加，尤其在中老年人群和慢性心血管疾病、糖尿病患者中更容易發病。

早在古代人們就發現痛風與飲食不節制有很大的關聯。和痛風關係最密切的是高普林飲食方式，含高普林的食物會造成尿酸生成增加，提高血尿酸濃度。含有高普林例如酒、海產、動物內臟和濃肉湯汁等。

除了暴飲暴食，過度飢餓也會引起高尿酸血症，這是因為飢餓時，體內的葡萄糖會最先燃燒，再燃燒脂肪產生高酮體，造成尿酸不易排除，尿酸值升高。酗酒較飲食對於高尿酸的影響更為明顯。一方面乙醇代謝使血乳酸濃度增高，乳酸可抑制腎臟對尿酸的排泄作用，造成尿酸濃度升高；另一方面，乙醇能促進腺嘌呤核甘酸加速分解，乙醇的代謝物——乳酸會抑制腎臟排泄尿酸，而使尿酸增多。如果加上含有高普林的酒類，如啤酒、紹興酒等，對於血尿酸濃度的影響更是加倍。

3.壓力沉重

根據研究發現，痛風的人在壓力大的時候，大多會出現尿酸值上升的情況，這是因為當壓力上升時，身體的代謝會跟著變快，進而使尿酸的產生增加。現代人的生活緊張，工作上競爭激烈，壓力時常超過自己所能負荷，每個人都需要懂得適時的排解，讓自己的身心靈得到足夠的慰藉與放鬆，才能真正的減壓。

多數的人在面對壓力時，會發生「情緒性飲食」的行為。所謂的情緒性飲食，就是指當人在面對壓力時，選擇以食物來緩解自己的心情，而所選擇的食物通常以高熱量、高脂肪、高蛋白，以及碳水化合物為主，這類食物也被稱為「撫慰食物」，因為它們可以讓人在攝取的過程中，感到放鬆、愉悅。

當人們因為壓力而開始暴飲暴食，就會攝取過多的普林和熱量，甚至有可能誘發痛風。在臨床上也發現，有些痛風患者確實按照醫生指示時服藥，在飲食上也有所控制，尿酸值卻還是居高不下，經過詳細詢問才發現，這些人平常無論生活或工作上，都有著極大的壓力。因此，雖然壓力與尿酸之間的關係在醫學上尚未完全被確定，但是根據統計數字，我們可以推論壓力的確會導致尿酸值升高。

4. 藥物的副作用

有些藥物會對腎臟排泄尿酸的功能造成干擾，或是造成尿酸增加，這兩種原因都會造成繼發性痛風。某些利尿劑雖然有利於尿酸的排出，但是卻會減少腎小管分泌和增加分泌後的重吸收，因此反而造成血尿酸升高；有些抗結核藥也會造成尿酸排泄減少；此外，會導致尿酸生成增加的藥物有化療藥物、免疫抑制劑等。

5. 其他疾病的影響

血脂代謝紊亂、糖尿病、高血壓病、冠心病、腦血管等疾病，都是高尿酸血症和痛風的危險因素；除此之外，白血病、紅血球細胞增多症、多發性骨髓瘤、溶血性貧血、淋巴瘤等骨髓增生性疾病與惡性腫瘤也都有引起繼發性痛風的可能性。

6. 其他因素

痛風的發病原因是多方面的，除了上述幾種原因之外，環境因素與痛風的關係也非常密切。臨床上發現大多數痛風會在春夏以及季節更替時發作，這一點可能與氣溫、氣壓和溼度等變化造成尿酸鹽結晶沉澱有關。

多種慢性中毒如酒精中毒、鉛中毒、鈹中毒等，會造成腎臟受損，影響尿酸的吸收與排泄，導致高尿酸血症或痛風急性發作。

其他如過度運動、足部外傷、外科手術等，也都可能成為痛風的誘因。

引起痛風的原因

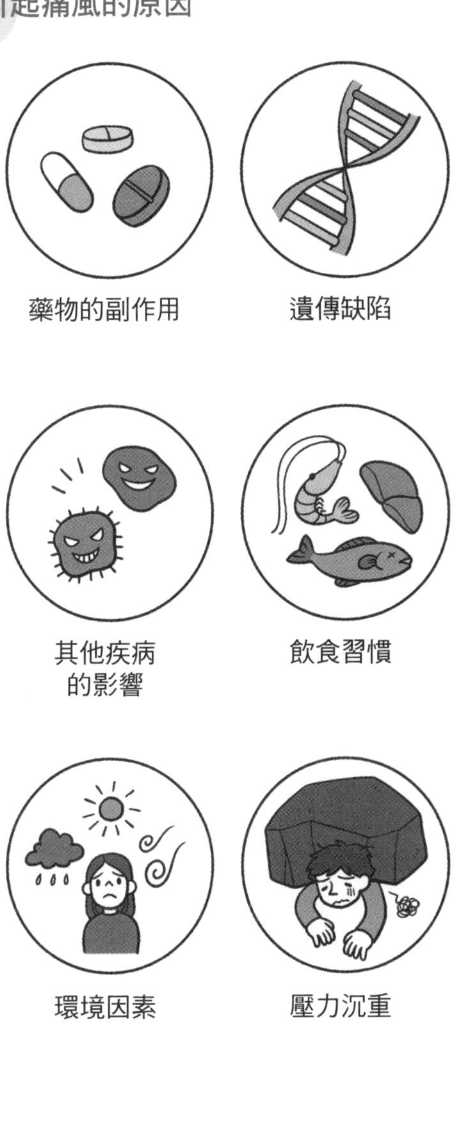

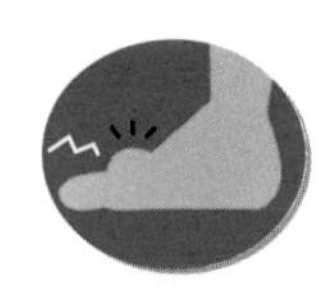

痛風的早期信號有哪些

雖然高尿酸血症無自覺症狀，但是痛風還是有一些早期信號可以做為及早採取預防措施的警訊。當身體出現下列情況時，應該要警覺可能是痛風出現的症狀：

1. 家族中有痛風疾病史。
2. 中年以上肥胖的男性，有高普林飲食習慣者。
3. 血尿酸濃度高於正常數值。
4. 發生原因不明的泌尿系結石。
5. 關節部位出現紅、腫、熱、痛的現象。
6. 有相關疾病例如糖尿病、高血壓、高血脂、心肌梗塞、腦血管障礙的患者。

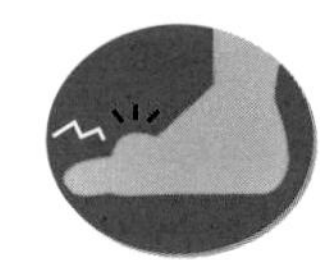

關於痛風大哉問

Q1 痛風會有生命危險嗎

提到痛風，大部分的人都只會把焦點放在「會引起劇痛」上。其實，痛風的劇痛發作，在初期只要7～10天就會痊癒，並不會因此造成生命危險，但是，如果因為疼痛平息就不加以治療，痛風就會慢性化，劇痛發作也會反覆出現。而且如果真的罹患痛風，只要接受治療，聽從醫生的指示，改變飲食及生活習慣，並不用擔心死亡的威脅。

其實，痛風真正令人害怕的並不是劇烈的疼痛，而是它可能引起的併發症，例如痛風腎、腎衰竭等腎臟疾病，以及和痛風併存的疾病，像是代謝性症候群、高血壓、糖尿病、心血管疾病等等。當這些慢性疾病的患者同時有痛風存在時，他們的死亡率會比沒有痛風存在的慢性病患者的死亡率高。

Q2痛風能根治嗎

通常疾病一旦進展到難以痊癒的情況，就會稱為慢性病、慢性化，得到慢性病之後，患者只能與病共存，也就是抱持與疾病共同生存的態度來進行治療。

除了少數繼發性痛風之外，原發性痛風屬於終生性疾病，目前無法從病因上根治，換句話說，痛風就是高尿酸血症慢性化的疾病，必須節制飲食，並且終生持續飲食療法和藥物療法才行。

痛風具有間歇性發作的特點，也就是說，如果間歇期越長，對身體的影響就越小，對患者生活品質的影響也越低。因此痛風雖然無法根治，但是只要把握關鍵早期發現、治療，並且有恆心地堅持飲食、生活習慣的控制，進行自我保養，配合合理的藥物治療，使尿酸值保持在正常範圍，達到使發作次數減少到最低程度，痛風患者也可以享受和正常人一樣的生活。

Q3痛風會遺傳嗎

臨床研究報告顯示，痛風與遺傳因素的關係密切；統計資料也顯示，在有痛風患者的家族中，罹患痛風的機率高達50％以上，而且痛風發病年齡越小，有家族史者比例越高。但醫學研究目前除了證明家族性青少年高尿酸腎病是常染色體顯性遺傳之外，其他大多數原發性痛風的遺傳方式尚未肯定，一般認為原發性痛風屬於多基因遺傳，具有遺傳效應微效、累加和共顯的特點，而且痛風是否發病，還牽涉到多種因素的影響，包括性別、年齡、飲食、伴隨疾病等。所以，雖然原發性痛風已經被公認為是遺傳性疾病，但是無法準確預測家族中患者出現的規律性，但有統計資料顯示，10％～80％的痛風患者有痛風家族史。目前醫學研究發現與尿酸有關的遺傳基因有：

1. HPRT

HPRT基因位於X染色體的長臂中，在人體中負責調節體內普林的代謝，是重要的酵素之一，因此當HPRT基因產生突變、功能缺陷時，便無法正常代謝普林。

2. PRPP

PRPP是磷酸核糖焦磷酸，是一種核糖衍生物，也是重要的代謝物，

ＰＲＰＰ主要參與普林的合成與代謝過程，當ＰＲＰＰ合成酶發生變異時，會促進尿酸的產生，提高尿酸值。

Q4 痛風有分性別與年齡嗎

痛風的發病具有非常明顯的性別差異，流行病學資料顯示，尿酸濃度越高者，得到痛風的機會就越大。一般來說，青春期以前的男女兩性，血中之尿酸濃度較低。到青春期以後，男性血中尿酸濃度增加較快，於二十多歲左右便達到高峰；而女性之血中尿酸濃度則於停經後才迅速上升，達到與男性相近之血尿酸濃值。

痛風好發於三十至六十歲男性，高峰為四十至六十歲。更年期前之女性由於尿酸濃度較同年齡男性為低，很少患痛風。所以一般來說女性直到停經後才較常見。近年來由於生活富裕、飲食習慣之改變，使痛風發病之年齡層有逐漸下降的趨勢。

男女的患病盛行比率是３：１或４：１，在年輕族群可能會達到約９：１。

其中主要的原因有：

1. 有許多相關研究顯示，男性酗酒是罹患痛風的獨立危險因素，但是對於女性而言，飲酒對於引起高尿酸值則沒有相關性。

2. 女性在停經前較少罹患高尿酸血症和痛風的原因，是因為女性荷爾蒙會抑制腎臟對尿酸的再吸收，導致血中尿酸濃度因排泄較多而降低，並且抑制關節炎的緣故。停經之後的女性雌激素分泌減少，就會導致尿酸值增加，得到高尿酸血症的可能性也變大。但是，年輕女性如果不當減肥，或是誤用所謂的減肥藥導致月經停滯，就會擾亂女性荷爾蒙，成為尿酸值上升的誘因。

1：9

就年齡方面來說，高尿酸血症患者中，

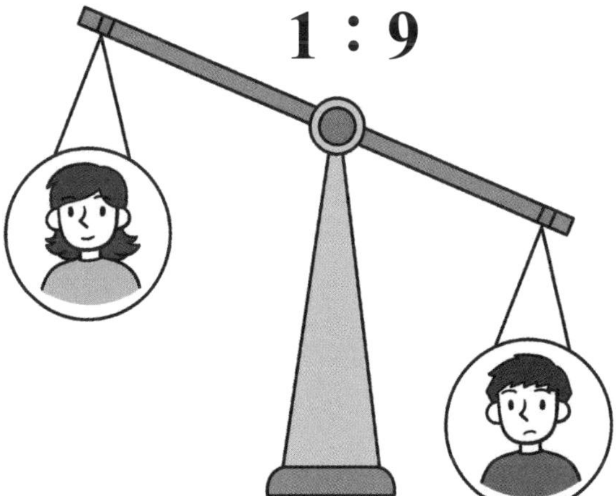

約有80％同時患有肥胖、高血壓、高血脂症、糖尿病、腎臟病及動脈硬化等生活習慣病，或是因為治療藥物的副作用，造成腎臟功能降低，導致尿酸值增高。所謂的生活習慣病，是因為平時飲食過量、運動不足等不良習慣，經過長時間累積而引發的疾病，中老年人較常罹患這些生活習慣病，因此也就比較容易出現高尿酸血症與痛風的問題。

Q5 兒童與青少年也會得痛風嗎

雖然痛風被視為中、老年人較容易得的新陳代謝症候群，但是近年來罹患高尿酸血症的年齡層不斷下降，有越來越多的年輕人也有高尿酸的問題，30歲以下就罹患痛風的人大有人在，主要是因為隨著飲食西化和生活習慣的改變，加上生活壓力大，吃太多、攝取過多動物性脂肪而導致肥胖、暴飲暴食、過量飲酒的因素，都會引起尿酸值升高，尤其是內臟周圍累積過多脂肪型的肥胖，更容易造成高尿酸血症。

此外，由於決定痛風的主要原因在於遺傳，若本身有家族病史，在先天上本來就有所缺陷，後天又沒有妥善的控制飲食、生活習慣，又沒有適度的運動，提早罹患痛風當然也就不會令人感到意外了。

還有，如果先天極度缺乏代謝尿酸所需的酶，即使十歲以下的孩童也有可能會罹患高尿酸血症，這種情形非常罕見，但是因為兒童的預後差，因此容易因為腎功能衰竭或是其他併發症而造成死亡。

Q6 喜歡運動會得痛風嗎

「運動等於健康」是一般人普遍的觀念，而且，每天規律運動的人，按照常理來說內臟脂肪應該很少，因此，罹患高尿酸血症與痛風的機率應該較一般人更低才對，但是令人意外的，有不少棒球選手、橄欖球員卻有高尿酸的困擾，也很容易患上痛風。因此，我們可以知道，愛好運動的人不等於尿酸值症正常。為什麼會如此呢？首先我們需要先了解運動的種類。運動分為有氧運動與無氧運動兩種：

1. 有氧運動

有氧運動是指保持長時間進行一項運動，將氧氣吸入體內，以較長的時間慢慢燃燒熱量，並且抑制運動強度，適時提高呼吸與心跳數。進行有氧運動時，身體的能量來自於有氧代謝，因此也會需要消耗大量的氧氣，燃燒葡萄糖及貯存的脂肪，因此對於控制體重有很大的幫助。但是要特別注意的是，有氧運動要持續二十分鐘以上，才會開始燃燒脂肪，因此每次運動最好連續三十分鐘以上。常見的有氧運動有健走、慢跑、游泳、騎自行車、有氧舞蹈等。

有氧運動不只是能夠消耗人體的三磷酸腺苷（ATP），還能再次利用ATP來燃燒熱能，因此不會製造太多普林，尿酸值也不容易上升。

有氧運動

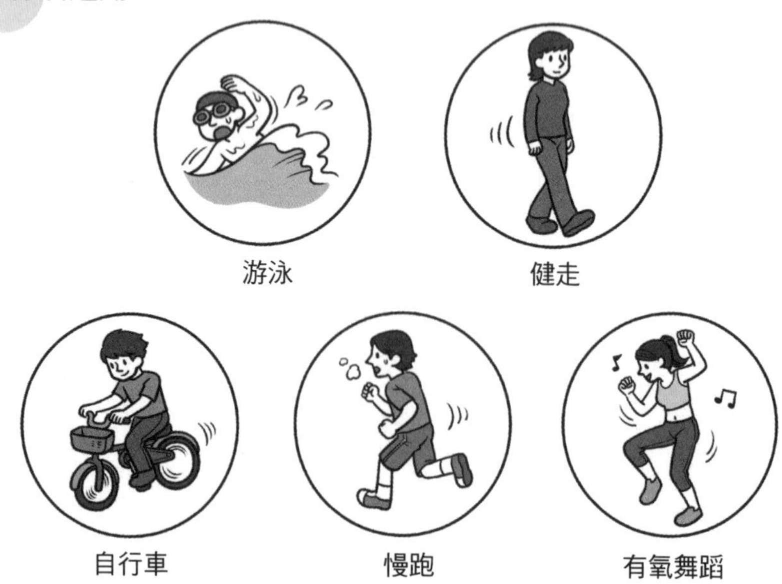

2. 無氧運動

進行無氧運動時，能量來源為無氧代謝，比較不會達到燃燒脂肪的效果，對控制體重沒有幫助，ATP也無法再利用，因此會產生許多普林，導致尿酸值上升。常見的無氧運動例如一百公尺衝刺、拔河、足球、橄欖球、羽毛球、籃球、排球等，以及重量訓練。

無氧運動

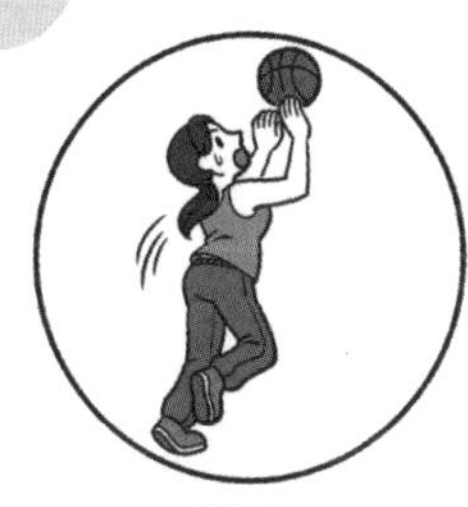
籃球

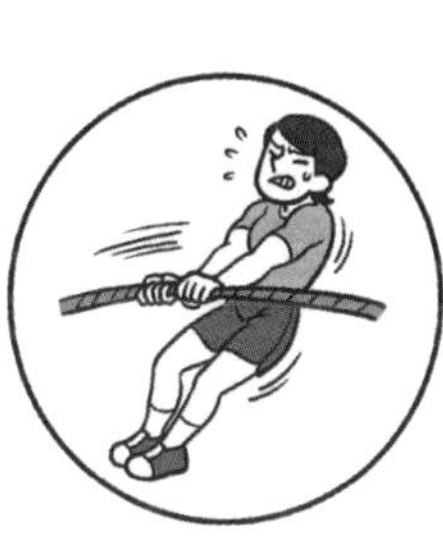
拔河

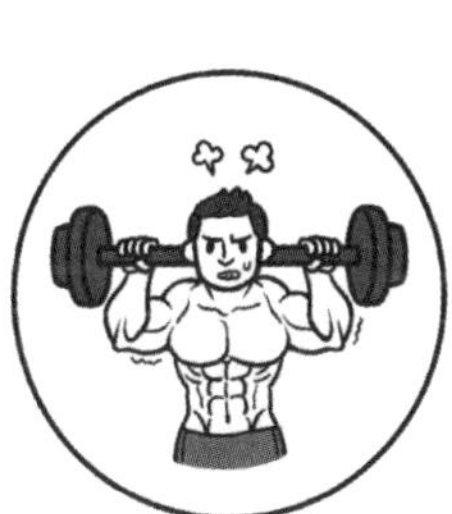
重量訓練

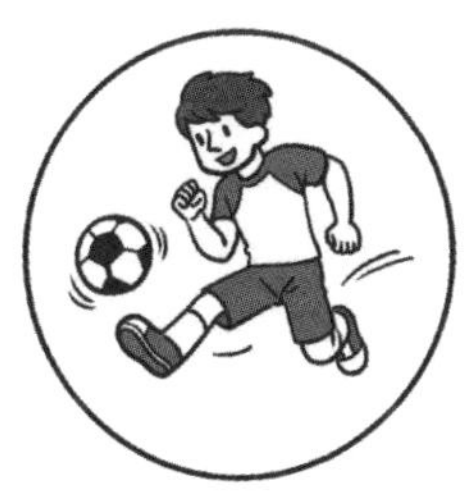
足球

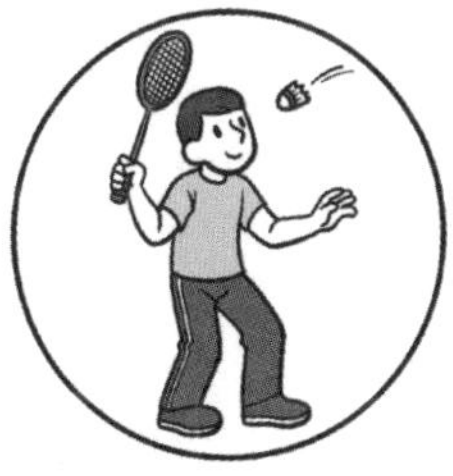
羽毛球

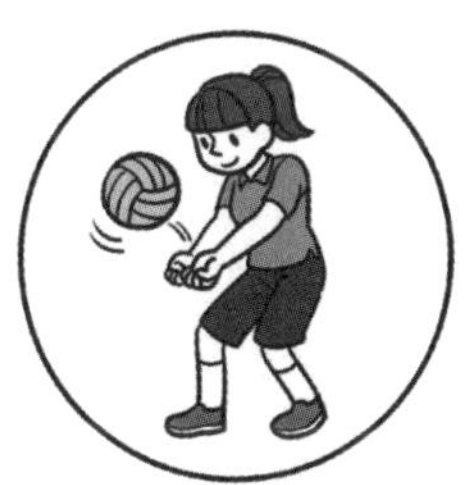
排球

此外，即使是有氧運動，也不可以過度。因為過度運動與激烈運動除了增加排汗量，使腎臟血液減少，導致相對累積在體內的尿酸增多之外，激烈運動會使身體產生過多的乳酸，阻礙尿酸從腎細管的排泄。

因此，我們應該慎選運動的項目，尤其是體內尿酸值過高的人，應該避免過度激烈的運動，造成尿酸值增加，而是選擇以中、低強度的有氧運動，如游泳、快走、騎腳踏車為主。

有氧運動與無氧運動之比較

運動方式 / 變項	有氧運動	無氧運動
運動強度	適度 約 50-90% 最大心跳率	很高 接近個人最大能力的 90% 最大心跳率以上
運動時氧氣供應	足夠	不足
能量來源	葡萄糖與脂肪	葡萄糖和身體貯存能量
能量產生 （ATP）	較多	較少
乳酸產生	少量或不增加	大量
運動感受	有負荷但尚可講話，舒暢	呼吸急促、困難、 肌肉會痠痛、感受艱困
受傷程度	較少	稍高
訓練效果	增進心肺功能， 控制體重，減少脂肪	增強速度、力量、 爆發力、反應時間
例子	快走、慢跑、有氧舞蹈	100 或 200 公尺快跑
運動持續時間	較長	短暫

資料來源：方進隆《1997 有氧運動，教師體適能指導手冊，國立台灣師範大學學校教育與發展中心主編》

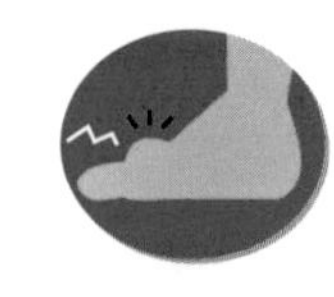

痛風的併發症

由於高尿酸血症在痛風發作之前無自覺症狀，許多人往往刻意忽略，而對於高尿酸值置之不理的結果，很容易會產生併發症。所謂的併發症，指的就是一個疾病牽連或引發另一個新的疾病，痛風和糖尿病都是容易引發各種併發症的疾病。與痛風有關的併發症可分為以下三種類型：

1. 與尿酸密切有關的併發症

如果體內的尿酸值一直偏高，可能會導致腎臟與尿路囤積尿酸鹽結晶，容易誘發的併發症有尿路結石、腎障礙等。

2. 與生活習慣有關的併發症

飲食營養過剩、飲酒、運動不足都屬於最容易造成痛風的原因，這些都屬於不良生活習慣。當然併發生活習慣病的可能性也會提高，例如高血脂症、缺血性心臟病、腦血管障礙。

3.與動脈硬化有關的併發症

過度營養的飲食會使痛風患者的動脈硬化更加惡化，因而出現心血管疾病方面的併發症如高血壓、缺血性心臟病、腦血管障礙等。

與高尿酸相關的疾病

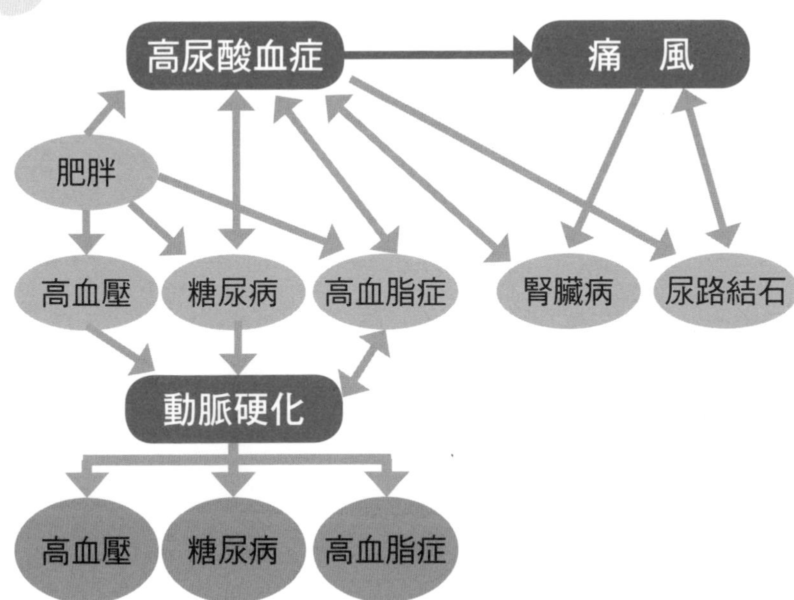

糖尿病

痛風和糖尿病兩種疾病都是因為代謝異常而引發的，痛風是因為尿酸代謝的問題，而糖尿病則是因為血糖。醫學研究發現，尿酸值和血糖值之間有很密切的關係，因此糖尿病患者很容易併發痛風，同樣的，痛風也很容易併發糖尿病。造成糖尿病的原因是因為胰島素分泌不足或是無法發揮功能，造成體內的糖分無法正常分解代謝，血糖值因此上升，如果沒有妥善處理，就會導致神經、視網膜、腎臟等受損。而糖尿病與痛風一樣，一旦發病便需要終身治療，而且還會引起多種併發症。

根據統計，痛風患者中有20%至40%左右的人併發糖尿病，因此有專家認為高血尿酸會造成胰島素抗體的損害，使糖尿病情加重。

1. 糖尿病患者併發高尿酸血症

普林的分解代謝增強以及尿酸的生成增加是糖尿病併發高尿酸血症的臨床表現，糖尿病患者併發高尿酸血症可分為三種類型，代謝型、腎型與混合型。代謝型的臨床表現是體內的尿酸生成增加，腎型的臨床表現是腎臟的排泄尿酸量減少，而混合型則是兩者兼有。

糖尿病併發高尿酸血症的形成中，腎臟功能的因素佔有重要意義，幾乎所有併發高尿酸血症的糖尿病患者都具有慢性腎功能不全和尿酸排泄功能受損的症狀。

第一型糖尿病（胰島素依賴型）出現高尿酸血症的原因可能是早期糖尿病腎病變的先兆。第二型糖尿病（非胰島素依賴型）則是因複合因素引起高尿酸血症，也就是同時有腎功能損害和尿酸生成增多的症狀。

2. 痛風併發糖尿病

痛風患者發生糖尿病的機率約是正常人的2倍，據統計數據顯示，高尿酸血症當中約有9.6％的患者會併發糖尿病。高尿酸血症引發糖尿病的直接原因有遺傳缺陷、肥胖、營養過剩、運動量過少等。

糖尿病分為胰島素依賴型（第一型糖尿病）與非胰島素依賴型（第二型糖尿病），胰島素依賴型的患者幾乎無法自行製造胰島素，而非胰島素依賴型則是胰島素抗性導致功能不足，台灣的糖尿病患者多屬第二型，同樣的，痛風患者所併發的糖尿病也多屬第二型。

雖然糖尿病主要和遺傳有關，但是過度飲食或運動不足導致肥胖等後天因素，對於糖尿病的病情也有很大的影響。舉例來說，肥胖會將多餘的熱量轉變成脂肪堆積在內臟，阻礙胰島素的功能；此外，運動不足會降低胰島素的功能，造成糖的代謝異常。痛風併發糖尿病的患者大多屬於肥胖的體型，因此，藉由控制體重來預防痛風併發糖尿病是常見的一種方式。

高血脂

造成高血脂症主要的原因就是攝取過量高脂肪、高熱量的飲食，以及運動不足等不良的生活習慣所引起。

人體每天活動需要足夠的能量，但是如果飲食過量或是運動不足，過剩的熱量就會轉化成脂肪堆積在體內，當血液檢查血中總膽固醇在 200mg/dl 以上，或是中性脂肪（三酸甘油脂）在 150mg/dl 以上時，就會診斷為高血脂症。

痛風與高血脂症也是互相影響的兩種疾病，痛風患者經常併發高血脂症，而高血脂症患者也會出現尿酸值升高的現象。特別是併發痛風的高血脂症患者，中性脂肪通常明顯偏高，這會造成血液變濃稠，導致脂肪容易附著在血管內壁，誘發動脈硬化等病變，此外也有研究發現，中性脂肪會降低腎尿酸排泄的功能，造成血中尿酸值升高。

中性脂肪是由酒精或醣質合成而產生，而中性脂肪增加的主要原因，是因為飲酒過量或是過度飲食造成熱量攝取過多。所以要降低血液中的中性脂肪，必須要從節制飲酒或甜食做起。

肥胖症

關於肥胖的定義，目前多以世界衛生組織計算標準體重的方法為依據：

男性標準體重（kg）＝（身高 cm－80）×70％。

女性標準體重（kg）＝（身高 cm－70）×60％。

標準體重正負10％以內為正常體重；正負10％～20％為體重過重或過輕；正負20％以上為肥胖或體重不足。美國醫學會在二〇一三年也正式將肥胖列為疾病的一種。

根據統計，有95％的肥胖是因為攝取的熱量大於消耗的熱量所引起，只有約5％才是因為荷爾蒙失調、疾病等原因引起的；換句話說，造成肥胖的原因，雖然與遺傳、疾病之間有關聯，但是絕大多數的肥胖者，還是因為飲食習慣不良及生活作息不正常而造成的，例如家族性的肥胖，除了遺傳因素之外，父母錯誤的飲食習慣影響到下一代，也會使子女攝取過多熱量造成肥胖。

根據臨床上的統計，肥胖與高血壓、高血脂、高血糖、心血管甚至癌症等疾病，有相當大的關聯，此外，痛風或高尿酸血症以及這些疾病的併發症，共通的原因就是肥胖。至於肥胖症與高尿酸血症與痛風的關係，醫學數據統計，肥胖者的尿酸值比標準體重的人平均高出1~2mg/dl，也就是說肥胖者比較容易得到痛風。

肥胖者通常會因為飲食過量、進食速度過快而導致短時間內攝入過多熱量，使得代謝的速度增加，除了加速普林的代謝之外，還會造成糖、脂肪及蛋白質等物質代謝異常，因此除了高尿酸血症，也容易引發高血壓病、高脂血症及糖尿病等疾病。

此外，肥胖者也較一般人容易流汗，造成體液多由汗液排出，尿液量相對減少，藉由尿液排出的尿酸就減少，囤積在體內的尿酸便會導致高尿酸血症、痛風、腎結石等疾病。

近期有研究發現，脂肪細胞會釋出荷爾蒙等生理活性物質，其中，脂締素（Adiponectin）這種荷爾蒙，因為可以修復血管壁的傷口，防止動脈硬化。體重在標準範圍內的人，血液中含有豐富的脂締素，但是當內臟開始囤積脂肪，就會影響脂締素分泌。過胖的人因為脂締素分泌減少，便會漸漸造成動脈硬化，容易引起高血壓、高血脂症、高尿酸等生活習慣病。

肥胖可能導致的疾病

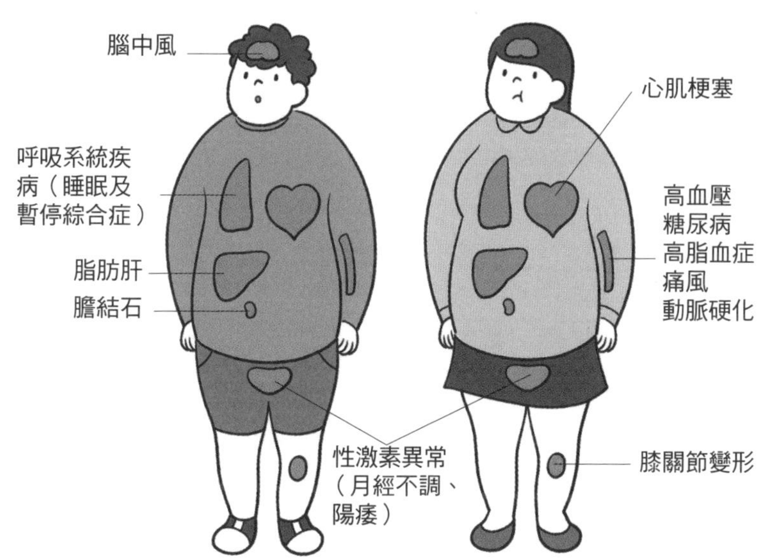

腎臟功能障礙

腎臟的主要功能，是將血液中的老舊廢物與不要的物質收集起來，排出的同時，將必要的成分再吸收，調節體內的水分。

人體內的普林分解為尿酸後，會集中在腎臟排出體外，造成尿酸值變高的主要原因之一，是因為腎臟排泄尿酸的功能降低，導致過多的尿酸積存在體內。

另一方面，痛風或高尿酸血症也會造成腎臟功能降低，而引起腎障礙，使尿酸值更加提高。

由此可知，痛風的併發症當中，與尿酸關係特別密切的就是腎機能障礙。若輕忽痛風或高尿酸血症的治療，將會增加腎臟的負擔，使體內無法排出的過多尿酸，這種情形不但會形成尿酸鹽結晶，還會形成結石，沉積在腎臟組織裡，造成腎機能障礙，這種因為痛風而造成的腎障礙就稱為痛風腎。

腎障礙若是未能得到妥善的治療，當腎功能極度低落，就會演變為腎衰竭，無法排泄體內老舊廢物，而那些老舊廢物會侵犯全身，造成中毒症狀，也就是尿毒症。

在醫學不如今日發達時，因為痛風腎所導致的腎衰竭和尿毒症，是痛風的併發症之中死亡原因的第一位。

約有30％的痛風患者會併發痛風腎，由於尿酸鹽沉積在腎臟深處，因此通常不太容易在檢查中發現，初期也沒有自覺症狀，除非進行尿液、血液的檢查。一般來說，只要控制好尿酸值，遵照醫生的指示服藥與治療，通常都會有所改善。

此外，腎機能障礙與其他併發症之間的關係密切，例如高尿酸血症併發高血壓、高血脂、糖尿病、葡萄糖耐受性異常等，會引起腎硬化；而痛風患者也會因為腎功能降低，引發腦、心血管障礙。

泌尿道結石

尿液的通路稱為尿路，尿液從腎臟經由腎盂、腎盞、輸尿管進入膀胱，再從尿道排泄出體外。人體內有三分之二以上的尿酸，都是經由腎臟過濾，再排泄到尿液中，因此，腎臟可說是全身尿酸濃度最高的器官。當血中尿酸濃度過高，就會形成尿酸結石，當結石太大，無法隨尿液排出時，就可能會阻塞腎小管或輸尿管，造成腎絞痛、血尿等尿道結石的問題。

根據統計，痛風患者出現腎結石機率是一般人的一千倍左右，而痛風患者之中，有10%～30%有尿路結石的問題，還有些患者，痛風尚未發作，就已經有結石的情形了。

造成尿路結石的原因，主要是因為體內尿酸值過高，沉積在腎臟、尿路中的尿酸鹽結晶凝固成為結石。大於十毫米的結石會被留在腎臟中，而小的結石會經由輸尿管排出，在尿路中形成阻塞，刺激到周圍黏膜，造成患者難以忍受的疼痛，在尿路中流動的結石會傷害輸尿管內部，導致血尿、頻尿和排尿疼痛。

尿路結石引起的疼痛部位通常在腹部左右其中一側，有時背部、腰部也會感到疼痛，而且疼痛的部位會隨著結石的移動而改變。

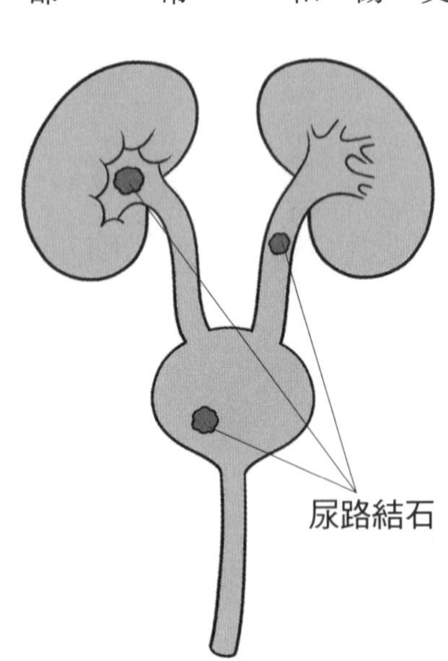

高血壓

根據WTO（世界衛生組織）訂定的高血壓基準值來看，收縮壓在140mmHG以上、舒張壓在90mmHG以上，或者兩者皆高，就屬於高血壓。

罹患高血壓症的原因有遺傳性因素、飲酒、肥胖、壓力、攝取過多鹽分、運動不足等。

血壓是血液流動時施加於血管壁上的壓力，當血壓變強時，血管壁為了抵抗壓力會增厚，血管內腔因此變得狹窄，高度的壓力會傷害血管壁，使得膽固醇或中性脂肪容易附著於在血管內膜上，使血管內腔變得更窄，導致動脈漸漸硬化。

根據統計，約58％的痛風患者常伴隨高血壓病，醫學上認為，高尿酸血症可能是高血壓病的一個危險因素，尤其是對於腎臟血管造成的傷害更大。

痛風患者如果併發高血壓病，會使高尿酸血症更加明顯，引起腎小動脈硬化、腎小管缺氧等症狀，影響腎臟排泄尿酸的功能。肥胖的痛風患者容易罹患高血壓，但是初期沒有自覺症狀，若持續嚴重，則會導致缺血性心臟病、腦中風等疾病發作。

除此之外，高血壓與痛風可能互為因果關係，互相促進惡化程度。高尿酸血症與高血壓同時存在，不但會引起不同程度的動脈粥樣硬化，還會共同導致腎血流的降低，加重病情的發展。

當痛風、高尿酸血症的人併發高血壓時，在注意治療用藥上必須更加小心。治療高血壓時使用的某些利尿劑或降血壓藥，例如 Thiazide 利尿劑或是ß阻斷劑等降壓藥，會導致尿酸值提高，造成痛風或痛風發作，因此患者在就診時應該告知醫生自己患有痛風，以利醫生開立適合自己的藥方。

心臟病

有醫學資料顯示高尿酸血症和缺血性心臟病及腦中風之間的關聯性，尿酸濃度愈高，疾病的嚴重程度就愈大。

而且罹患高尿酸血症時，不論血壓高低，都會增加罹患缺血性心臟病及及腦血管障礙，如冠心病、心肌梗塞、腦出血、腦梗塞的危險性。

統計顯示約有15％痛風患者併發冠心病，與相同年齡的非痛風患者相比較，痛風患者合併冠心病的發生率為非痛風患者的兩倍，因此醫學上也有學者將高尿酸血症視為冠心病的危險因素之一，甚至有人將冠心病稱為痛風性心臟病。以往尿毒症為痛風死亡原因第一位，現在反而要更加注意冠心病這一類的缺血性心臟病，近年來的統計，痛風患者因為缺血性心臟病導致死亡的比例是沒有併發痛風者的兩倍。

缺血性心臟病和腦血管障礙一樣，都是因為動脈硬化所造成。痛風或高尿酸血症患者體內過多的尿酸鹽結晶沉積於冠狀動脈裡，會加速動脈阻塞和硬化的程度，造成血液流通受到阻礙，氧氣和營養就無法順利輸送至心臟肌肉，結果就會引發胸痛、狹心症、心肌壞死、心肌梗塞等症狀。

狹心症主要原因是冠狀動脈痙攣，或動脈硬化，造成氧氣不足而使前胸劇烈疼痛，發作屬於暫時性，通常使用硝化甘油可以緩解症狀，如果無法使用藥物抑制，就必須進行冠狀動脈氣球擴張術（PTCA）。如果動脈硬化症狀持續惡化，就會造成血液完全停止供給、心肌壞死，引發心肌梗塞，這種疼痛比心肌梗塞更加劇烈，而且心臟肌肉此時非常脆弱，如果沒有善加治療、靜養，就會導致死亡。

腦梗塞

痛風本身屬於代謝症候群的一種，因為內臟脂肪肥胖而導致代謝異常，引發多種生活習慣病。許多痛風患者因為不良的飲食習慣，體內能夠預防動脈硬化的高密度脂蛋白膽固醇（ＨＤＬ）不足，因此造成動脈硬化加速，提高了缺血性心臟病與腦血管障礙的危險性。

腦血管障礙包括梗塞、腦出血、蜘蛛膜下出血等疾病，其中與痛風關係密切的是腦梗塞。當體內的尿酸鹽結晶造成動脈硬化時，腦血管便無法供給腦血管充足血液，導致養分與氧氣無法輸送到腦部，而阻塞的血管也會逐漸形成血栓，造成血管堵塞、組織壞死，這種狀況稱為「腦梗塞」，出現的症狀有頭痛、目眩、手腳麻痺，有時會有意識不清等，嚴重的話甚至導致死亡。腦梗塞屬於腦中風的一種，常見的原因是腦血管動脈硬化，血流因為血管變窄而流動不順暢，因而形成血栓堵住血管，或是因為心臟內產生的血栓，順著血流方向流動進而堵住腦血管的情形。兩者都會造成患者語言障礙，或是半邊麻痺。

發生腦梗塞是因為肥胖、高血壓、高血脂症、糖尿病等疾病造成動脈硬化，而如果加上高尿酸血症、痛風，血液的黏稠度便會增加，血液凝固的情形也就更加嚴重。雖然目前的醫學技術可以挽救腦梗塞患者的生命，但是腦梗塞造成的後遺症如身體麻痺、語言障礙、四肢運動障礙還是會存在，因此，痛風患者應該要面對疾病，好好進行治療，才不致於引發可怕的併發症。

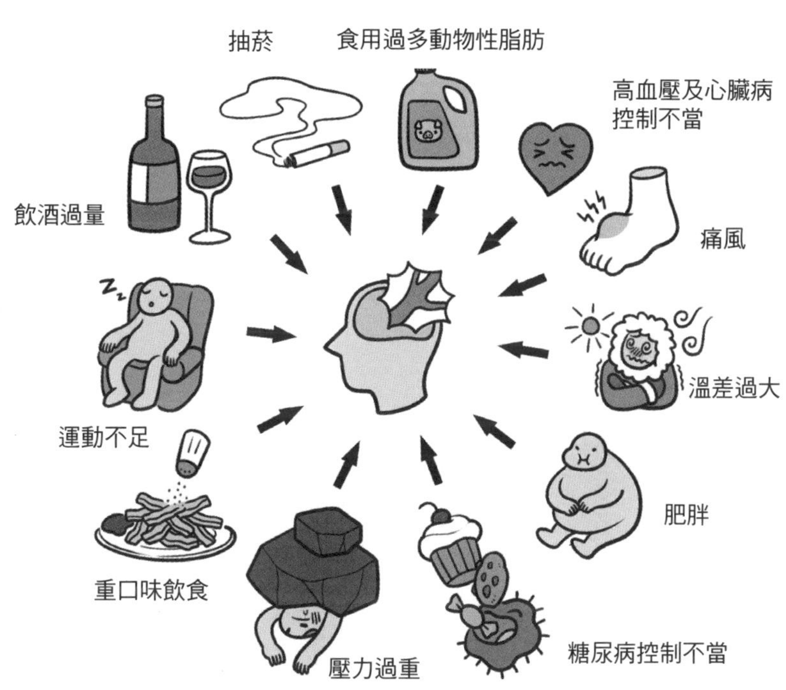

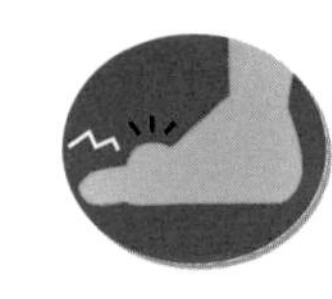

哪些人是容易得痛風的高危險群

二十世紀以前，亞洲地區國家很少見痛風的病例，但是隨著經濟發展、文化的交流，飲食習慣逐漸西化，日常生活中動物性蛋白及脂肪的攝取量增加，因此罹患高尿酸血症與痛風的人數上升。一般來說，不同國家、不同種族，或是同一個國家但是不同地區，罹患痛風的機率都不相同。

臨床上發現，痛風具有明顯的遺傳傾向，如果有痛風病家族史，患上痛風的比例較一般人高。因此，將家族中有無痛風病史的人，在臨床上常被作為判斷某人是否易患痛風的主要依據。

除了遺傳因素之外，還有其他後天的相關因素如人口年齡、性別、職業、生活方式、飲食習慣、醫療水準、經濟水準等。統計顯示，痛風好發於40歲以上的較為肥胖的中年男性，而且男人比女人容易患痛風，腦力勞動者比體力勞動者容易患痛風。

同時，醫學專家研究發現，肥胖和與攝取過量高普林飲食、運動量過低、酗酒、

偏愛肉類蛋白質食物、營養過剩的人都容易患痛風。

由此可知，如果本身具有容易罹患高尿酸血症與痛風的條件，應該要採取綜合措施來預防。

根據以下表格，可以針對自己是否是痛風的高危險群做初步、簡單的檢測：

□是 □否	有痛風的家族病史
□是 □否	40歲以上的男性，或是停經後的女性
□是 □否	有暴飲暴食的習慣
□是 □否	BMI值大於27的肥胖族群
□是 □否	喜歡吃肉、內臟、海鮮等高普林食物、動物性蛋白質的食物
□是 □否	有飲酒或是嗜酒的習慣
□是 □否	每天的喝水量少於 1000cc

□是 □否	個性急躁，容易發怒
□是 □否	長期處於壓力大的工作環境
□是 □否	經常熬夜，生活作息不正常
□是 □否	本身已經是高血脂、高血壓、高血糖等三高其中之一的患者
□是 □否	罹患腎臟病、血癌，或是其他需要服用利尿劑的疾病
□是 □否	職業運動員，或是平時喜歡從事短時間並且劇烈的運動

有四項以上的人，應該透過定期體檢，密切注意尿酸值的變化。

第 3 章

痛風的症狀

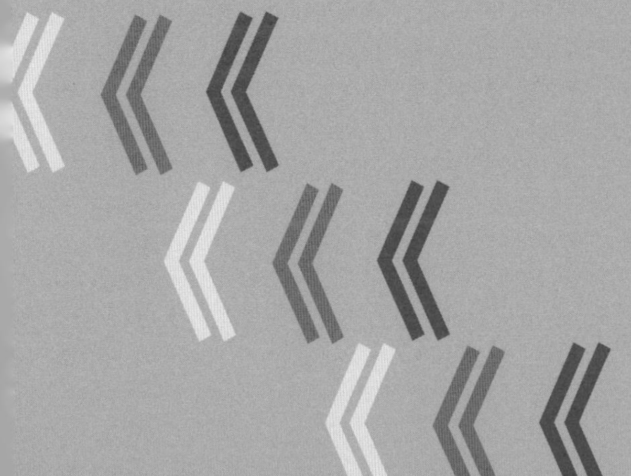

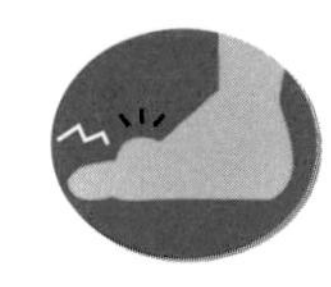

臨床表現

1. 發作前的反應

痛風的成因是尿酸囤積在關節部位形成刺針般的結晶，造成關節發炎及疼痛。發作時感受到的劇痛，就是痛風引起的急性關節炎。在痛風發作之前，關節會感覺到刺激、發癢等不適的感受，如果不理會這些前兆，痛風就會發作，疼痛難當。一旦有初次發作的經驗，之後每次再發作前一天或是幾小時前，發病部位就會有刺痛、發燙感、局部僵硬等不舒服的感覺，以及輕微的食欲缺乏、噁心等，此時千萬不要放任不管。

2. 初次發作的部位

痛風初次發作約有50％至75％在足部大拇趾根部關節出現紅腫，並感受到突如其來的疼痛。疼痛發作的部位，除了腳趾根部外，還有腳背、踝關節、膝關節、阿基里斯腱等，手指與手腕關節部位則極少發作。初次發作痛風，急性關節炎在一星期到十天之後會平息，而且通常只有一處關節產生劇痛，不會同時有兩處發作。但是如果長期不去治療，腫脹的範圍及發作時產生疼痛的關節數目就會逐漸擴展，甚至在發作時，疼痛到無法行走，關節發炎也會導致關節內積存液體，關節在四週內出現發炎症狀，皮膚發紅、腫脹與充血。

3.慢性關節炎

當痛風未得到改善時，急性關節炎陸續發作幾次以後，就會逐漸演變為慢性關節炎，無症狀的緩解期會縮短，甚至還會出現急性惡化的現象。根據統計，初次發作急性關節炎到轉變成慢性期平均約十二年。當痛風轉變為慢性關節炎時期，不只是關節，心臟、腎臟、腦部、皮膚等組織內也都會有尿酸鹽結晶的沉積，這些沉積會慢慢形成痛風石。而關節與骨骼因為受到破壞，會出現關節變形、功能減退，甚至脫臼的情形，妨礙到正常的生活，此時，經由X光檢查可以看到骨頭的缺損。如果繼續放任不管，最後會腎功能喪失，產生尿毒症，或是其他嚴重的併發症，終會導致死亡。

4. 痛風石

由於體內尿酸不但會蓄積在腎臟、關節，也會沉積於軟骨或關節周圍及肌肉和皮下組織等處，當痛風進入慢性關節炎期，蓄積的尿酸就會結晶，而在關節周圍的皮下軟組織、軟骨、滑膜、肌腱以及關節的部位，形成黃白色結節，就是痛風結節。痛風結節的質地較硬，初發時形狀像米粒般大小的石子，因此常被稱為痛風石。

一般來說，痛風石會出現在身體體溫較低的部位，例如耳廓、手背、手肘、膝蓋、腳背、腳後跟、阿基里斯腱等，也有學者認為，除了中樞神經之外，尿酸鹽結晶會沉積在身體任何組織當中。

痛風石的發展過程中，患者不會感覺到有什麼明顯的變化，再加上痛風石本身並不會造成疼痛，因此不容易察覺，定期回診時必須要詳細注意檢查。

依照學者統計，痛風初次發作如果不治療，大約會有30％患者在五年後出現痛風石；70％以上的患者在二十年後才會出現痛風石。

如果持續進行藥物療法，將尿酸值控制在正常範圍內，尿酸結晶就會溶解並且隨尿液排出體外，痛風石也就會逐漸縮小，甚至消失，但是如果痛風石已經嚴重影響外觀或是造成功能障礙，就得進行手術切除痛風石。

而若不加以治療，就可能會從米粒大小變成像雞蛋一樣，數量也會逐漸增多，在不同的部位累積贅生成更大的痛風石，有時可高達十幾個。繼續放任不管，皮膚甚至會破裂，從裂口裡出現白色豆腐渣的尿酸結晶。

痛風石與痛風結晶

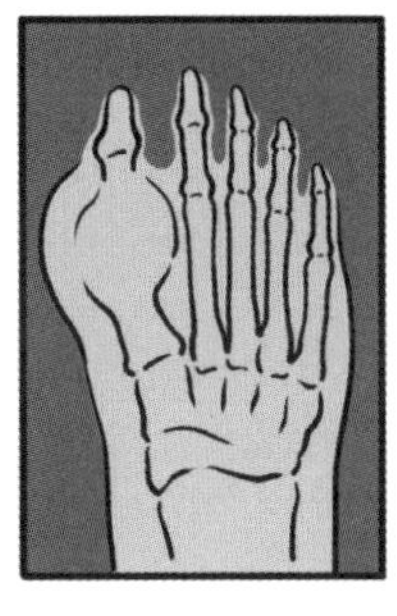

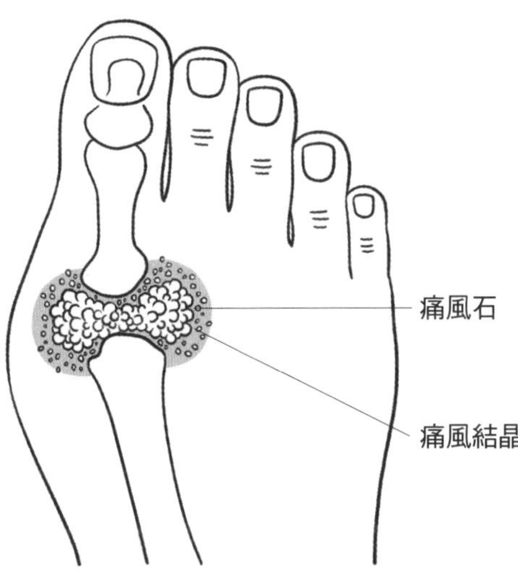

痛風石會刺激周圍組織，引起局部皮膚及皮下組織的慢性炎症和結締組織增生，關節周圍纖維化，而且，發生痛風石部位的軟骨和軟骨下骨質會受到侵蝕造成缺損，此時從X光片中可以看到骨頭呈現齒孔形狀的損害，造成關節肥大、僵硬、變形，使得患者活動受限，甚至引起骨折和關節脫位，造成患者肢體殘障，必須依賴拐杖或輪椅才能行走。

而若還是放任不管，最後腎功能喪失，產生尿毒症，或是併發腎結石和痛風性腎病，引發腎衰竭，終會導致死亡。

5. 痛風性腎病

痛風所造成的慢性腎功能障礙，最常見的症狀是腎小管和腎間質受損，尿液濃縮能力下降，腎臟排泄尿酸的功能逐漸喪失等。

痛風患者至少要有十年的反覆性痛風發作，痛風性腎病變才會發生，換句話說，如果接受適當的治療，大部分的痛風患者絕對不會發生痛風性腎病變，倒是腎臟方面的併發症不能忽視，要早期檢查、治療。

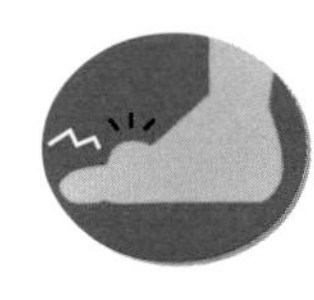

痛風發病四階段

當痛風發作時，會感到難以忍受的劇痛，而在其他的時候，患者除了高尿酸之外，卻又感覺不到任何症狀，因此時常忽略了治療與保養。在臨床上，痛風可以分為四個時期，我們有必要了解痛風發展的過程，才不至於因為疏忽而導致痛風更加嚴重。

第一階段：無症狀高尿酸血症期

尿酸值超過了7.0mg/dl的標準值；就會被診斷為高尿酸血症，但是在這個階段，還沒有出現自覺症狀，無症狀的高尿酸血症不需要立即使用降尿酸藥物治療，但並非不需處理，必須找出潛在引起高尿酸血症的潛在原因，並控制相關問題和疾病，尤其是未來可能惡化心血管風險的代謝症候群相關疾病。藥物如阿斯匹靈、酒精、利尿劑、抗結核藥、環孢靈、化學治療藥物等會導致血尿酸增加，少數使用者可能會引起高尿酸血症而造成痛風。

第二階段：急性痛風發作期

經過無症狀高尿酸血症期，如果尿酸值進一步升高，沉積在關節及腎臟等部位的尿酸形成尿酸鹽結晶，就會在某一天突然造成痛風發作，也就是急性發炎的痛風階段，這個階段的疼痛相當難以忍受。

造成急性痛風發作期的原因，除了尿酸鹽結晶之外，暴飲暴食、短時間內劇烈運動、飲酒過量等，只要是會引起尿酸值在短時間內劇烈變動的因素，都有可能是誘發痛風發作的原因。通常尿酸值超過 9mg/dl 就容易導致痛風發作，但是發作時的尿酸值與發作次數則因個人體質而有所不同。

痛風發作會在二十四小時內達到高峰，然後接下來五至七天內會達到緩解，逐漸平息，大約十天左右疼痛就會消失，但是也有疼痛期長達兩週的例子。判斷急性痛風最容易的方式就是觀察疼痛關節處是否有「紅、腫、熱、痛」的發炎現象。

在這個階段的患者應該要配合藥物減少痛風發作期的時間，降低組織破壞與不必要的痛苦。除此之外，急性痛風發作期還要特別注意併發症。

急性痛風性關節炎的發病機制

痛風患者的急性痛風關節炎的發作，主要是由於血尿酸值突然升高所引起的，而引起尿酸值迅速升高的原因主要包括：

1.攝取過量的高普林食物、飲酒過量、饑餓等

這些因素都會引起尿酸值在短時間內迅速升高，當尿酸濃度過高達到飽和狀態時，便會開始形成針狀的不溶性尿酸鹽結晶，而人體內的白血球會發動吞噬機制，在短時間內吞噬這些針狀結晶，在這個過程中，會造成白血球細胞裂解，釋放出胞漿素及溶小體酶，引起關節局部及其周圍軟組織發生異性炎症反應，也就是痛風患者發病時，關節部位產生的紅、腫、熱、痛的發炎現象。

2.藥物

痛風患者使用降尿酸藥物初期，會使尿酸值下降，使得沉積在關節及周圍軟組織的尿酸鹽結晶脫落，引發痛風性關節炎發作，這種情形之下發生的關節炎，還稱為轉移性關節炎。

第三階段：緩解期

當痛風發生第一次時，再發作第二次、第三次的機率就很高，在每一次發作與下一次發作中間的時期，就稱為緩解期，也就是不發作期。

這段時間患者感到最輕鬆，卻也是最容易疏忽。有些患者到了緩解期，會以為自己的痛風痊癒了，但其實不然，此時的痛風只是沒有自覺症狀，並且正悄悄地進入另一個階段，隨時都可能再次發作。因為雖然急性痛風發作期過了，但是關節處的尿酸鹽結晶並不會因此消失，如果沒有想辦法降低尿酸值，使尿酸鹽結晶可以溶解，透過尿液排出，相信第二次痛風發作很快就會到來。

第四階段：慢性痛風石痛風期

初期痛風發作時，大多只會在大腳拇趾或是腳踝的關節處，但是隨著急性痛風反覆發作，大約十年左右之後就會發展為慢性痛風。在這個階段，患者隨時都會有疼痛的感覺，同時皮下會出現痛風石的症狀，這是因為尿酸鹽結晶逐漸沉積在身體的不同部位，造成許多關節發生痛風，這個時期就稱為慢性痛風石痛風期或稱慢性痛風關節炎期。

在慢性痛風石痛風期不像急性痛風期一樣只發生在單一關節處，而是全身上下只要有尿酸結晶的地方，都可能會誘發痛風，引起疼痛。這個時期的疼痛雖然較之前緩和一點，但是發作時間會延長許多。

除此之外，過多的尿酸鹽結晶，會使身體各關節及週邊的柔軟組織處出現「痛風石」。痛風石大小不一，通常有二至三個聚集在一起，常出現在耳垂、肘關節還有曾經痛風發作的部位。逐漸發展的痛風石到了末期，會造成關節外觀變形，甚至破壞、失去功能，導致影響生活。有些患者甚至會因為別人的眼光而造成心理上的疾病。

在慢性痛風石痛風期的階段，尿酸鹽結晶造成腎小球堵塞，使腎臟失去過濾功能，也會沉積在尿路、皮下等處形成結石，嚴重的話會造成腎功能衰竭或尿毒症導致喪命。

痛風最常見的病變部位——腎臟

痛風對於腎臟的損害有哪些？

腎臟是除了關節之外，高尿酸血症與痛風患者最常見的病變部位，根據統計資料，有20％左右的痛風患者會出現痛風腎及尿酸性腎結石等症狀，而且腎臟病變還可能出現在痛風發作之前，而造成痛風患者死亡的腎衰竭，如果合併有高血壓，則會使死亡率提高。

高尿酸血症與痛風引起的腎臟病變，主要有痛風腎、藥物傷害、尿路結石、泌尿道感染等。

1. 痛風腎

目前研究所示，慢性尿酸腎病變事實上很少發生。換言之，如果痛風患者平時有遵照醫師囑咐進行藥物治療，並且改掉不良的飲食方式，維持正常的生活習慣，幾乎是不會發生痛風腎的情形。

2.尿路結石

尿酸鹽結石會引起尿路阻塞，如果結石發生在集尿系統，就會造成尿路阻塞、發炎，影響到腎臟正常排泄尿酸的功能。

3.泌尿道反覆感染

尿路阻塞除了影響腎臟功能之外，當尿路造成阻塞時，容易滋生細菌，提高細菌性感染的機會，可能會造成急性腎盂炎，甚至導致急性腎衰竭等。

4.藥物傷害

急性痛風患者在發作時通常會服用止痛藥，其中大部分的藥物屬於非類固醇類止痛藥，這一類的止痛藥常見的副作用除了造成胃部的傷害之外，還會引起腎絲球膜性腎病變、急性間質性腎炎，造成高血鉀、水腫等症狀，長久下來，便會造成腎臟的傷害。

高尿酸血症與痛風所引起的腎臟病變

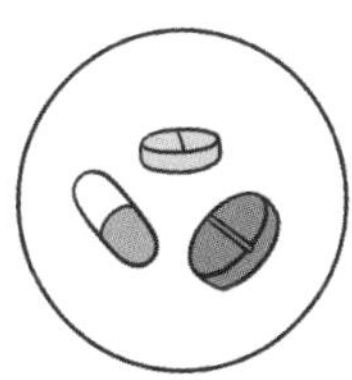

藥物傷害

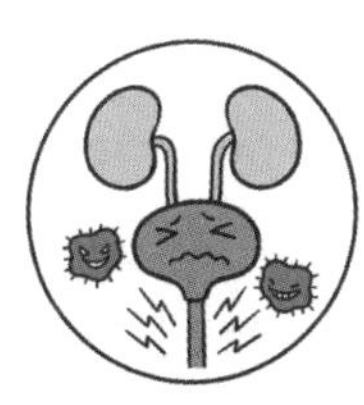

泌尿道反覆感染

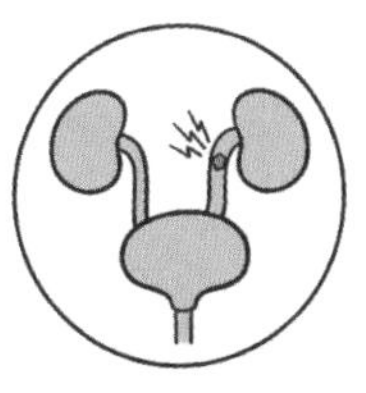

尿路結石

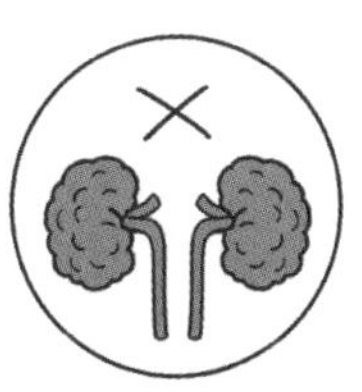

痛風腎

痛風性腎病

當痛風造成腎臟的損害時，一般稱為痛風性腎病或是痛風腎。痛風性腎病通常會在痛風反覆發作多年之後才會發生，但是也有例外的情形。

高尿酸血症造成的腎臟損害包括兩種病變，即「急性尿酸腎病變」和「慢性尿酸腎病變」。

急性尿酸腎病變常見於內生性尿酸過度產生，造成腎集尿管內有尿酸結晶沉積，例如腫瘤溶解症候群、淋巴瘤、白血病等疾病會導致急性尿酸生成過多。其中腫瘤溶解症候群因為腫瘤大量壞死，造成血中電解質異常及輸尿管阻塞，嚴重的話會有致命危險。

慢性尿酸腎病變是指尿酸鈉結晶沉積在腎臟間質組織，引起慢性發炎，在痛風患者中較常發生。

腎臟疾病往往與高尿酸血症互為因果，一方面尿酸鹽結晶沉積在腎絲球或腎間質，形成結石和慢性痛風性腎臟病，另一方面，慢性腎病又因為尿酸排泄量減少而導致高尿酸血症。

高尿酸血症腎病包括「慢性尿酸腎病變」、「泌尿系結石」及「急性尿酸腎病變」。

1. 慢性尿酸腎病變

痛風造成的腎臟損害最常見的是慢性尿酸腎病變。造成痛風腎的主要原因，其一是高尿酸血症造成腎臟超過排泄尿酸的負荷，加上尿酸鹽結晶沉積在腎臟組織中，導致腎間質發炎或是腎小管阻塞；其次，腎小管與尿液中濃度過高的尿酸，對於腎臟會造成明顯的損害；此外，由於痛風腎通常都不是單一原因造成，除了高尿酸血症之外，還會合併腎結石、尿路感染、高血壓病、高脂血症、糖尿病、冠心病以及肥胖、動脈硬化、腦血管疾病等因素，這些合併因素或是併發症會加重痛風腎的嚴重程度，並且使痛風病情惡化及更加複雜。

2. 泌尿系結石

由腎臟、輸尿管、膀胱、尿道構成的尿路結石，通常不單純是因為尿酸鹽結晶所造成，而是因為尿酸鹽結晶被草酸鈣或是磷酸鈣所形成的鈣結石包覆之後，形成結石。

較小的石頭會隨著尿液被排出體外，而較大的結石則會造成尿道受損，甚至出現血尿。此時患者會感到非常疼痛，甚至無法行走。除此之外，腎臟組織內的腎小管也可能發生體積較小的結石，進而影響腎小管的功能。

3. 急性尿酸腎病變

急性尿酸腎病變是指尿酸過度產生造成集尿管阻塞，臨床表現為乏尿或無尿的急性腎衰竭。

痛風性腎病的臨床表現

痛風性腎病的進展極為緩慢，不少患者的病程長達十幾年甚至幾十年而沒有臨床症狀出現，也有些患者在早期就出現痛風性腎病的臨床症狀，因此，痛風腎的臨床表現在不同的個體差異較大。

痛風腎在臨床表現主要取決於腎小球及腎小管功能的受損程度，也就是腎功能狀態，主要表現為蛋白尿、高血壓和腎功能損害，可以依照病程分為無症狀、早、中、晚四個時期。

1.無症狀時期

這類患者的痛風性關節炎較少發作，也就是說痛風的症狀比較輕，而且尿常規檢查、腎功能檢查都在正常範圍內，因此除非進行腎穿刺，採取活體組織病理檢查，否則在臨床上並沒有辦法確診患者有腎損害的現象。

2.早期痛風腎

在做尿常規檢查時發現微量尿蛋白，沒有其他明顯臨床症狀。痛風腎的臨床表現中，發生率最高的是間歇性蛋白尿，通常發現早期痛風腎是從血液與尿液中的β2-球蛋白檢測與尿中微量白蛋白檢測來判定。有些早期痛風腎患者的尿液中尚未發現尿蛋白時，已經出現尿中白蛋白與β2-球蛋白增加的情形，這表示腎小球與腎小管有受損的現象。除此之外，早期痛風腎部分患者會出現尿液增多、尿比重降低等腎小管功能異常的臨床表現，一般來說不會有其他明顯的臨床症狀。有些患者會出現高血壓、氮質血症等症狀。

3.中期痛風腎病

中期痛風腎的臨床表現開始有明顯的變化，蛋白尿從間歇性變為持續性，尿液中有時會發現紅血球細胞。中期痛風腎患者會出現輕微的水腫、頭暈、腰痠等症狀，甚至出現高血壓的情形。在這個階段，進行腎功能檢查例如尿液肌酐酸廓清試驗（Creatinine Clearance Rate,CCr）、酚紅排泄試驗（Phenol Red Excretion Test,PSP）、腎小球濾過率（Glomerular Filtration Rate,GFR）等測試，會發現患者腎臟有輕度至中度的功能減退。

4. 晚期痛風性腎病

當痛風腎進入晚期，最明顯的臨床表現是嚴重的腎功能不全。此時患者會出現尿量逐漸減少、水腫、高血壓、貧血、低蛋白血症等，氮質血症症狀加重，並且逐漸發展為尿毒症、腎功能衰竭，造成生命危險。

臨床上發現，痛風腎患者常合併高血壓，原因可能是尿酸鹽結晶造成間質和血管病變，也可能是由於痛風患者本身就患有高血壓症。

此外，出現痛風石的患者，往往都有腎臟病變的症狀，痛風病情較嚴重、尿酸濃度較高的患者，腎臟動脈、小動脈硬化等血管病變也會相對地越嚴重。

痛風性泌尿系結石

痛風患者的腎結石發病率要比普通人高出數百倍，當患者二十四小時尿液中的尿酸濃度大於6.54mg/dl時，發生尿酸結石的機率高達50%以上。

尿酸析出成為結石與尿液的酸鹼值（pH值）關係密切，持續性酸性尿容易形成尿酸結石，但是當尿液的酸鹼值大於7時，過度鹼化的尿液會使尿酸結晶表面形成一層磷酸鈣包覆，形成難以溶解的結石。基本上，整個泌尿道，從腎盞、腎盂、輸尿管、膀胱、以至於尿道、都可能是發生結石的地方。

一般的結石疾病可以在尿液中發現細小的結石沉澱，而尿酸結晶形成的結石無法由X光檢查發現，必須透過B型超音波、電腦斷層（CT）、腎盂造影等檢查才能夠確診；此外，如果是由磷酸鈣包覆的結石，則透過X光片即可發現。

較令人擔心的是，結石一開始時幾乎沒有特別的症狀，等到患者感到不舒服而至醫院就診時，通常結石已經使腎功能嚴重受損，甚至完全喪失功能了。因此，當發生結石的時候，除了緩解、消除疼痛之外，最重要的是要保護及維持腎臟的功能。

痛風性泌尿系結石的臨床表現

由於尿酸引起的泌尿系統結石主要的臨床表現是由於結石對於尿路的刺激、感染以及造成的梗阻所引起，並且，每個臨床表現會因結石的大小、形狀、部位及有無感染等併發症而有所不同，常見的幾種如下：

1. 疼痛

最典型的尿路結石臨床表現就是疼痛。有一半以上的患者會出現腰部及上腹部間歇性疼痛，這是因為當結石隨著尿液移動，進入輸尿管等部位時，輸尿管會發生劇烈的蠕動，促進結石排出，因此患者會感到劇烈的絞痛，並且出現血尿的症狀。

此外，疼痛的部位會向腰部向同側的腹股溝、睪丸或大陰唇放射蔓延，有時會造成行走困難。患者也會出現尿頻、尿急、尿痛的尿路刺激症，有些人還會出現反胃、嘔吐、腹瀉的症狀。

2. 感染

痛風性泌尿系結石患者會因為尿液流動不順暢而併發尿路結石，出現的臨床表現為發熱、尿路刺激症，也有些患者會繼發腎盂炎。由於位於膀胱及尿道中的結石會造成尿道阻塞，並且刺激膀胱黏膜，造成膀胱內尿液無法正常排出的尿瀦留，以及排尿中斷、頻尿、排尿不順等症狀，透過尿液檢查，可以發現尿液中含有大量膿細胞及致病細菌。

當併發泌尿系感染時，患者可能會出現發燒或畏寒的現象。

3. 血尿

無論是腎結石、輸尿管結石或是膀胱結石，都會出現肉眼可以觀察到的血尿，這是因為結石對尿路的損傷所造成。

結石在移動過程中會損傷尿路黏膜造成血尿，常出現在運動、騎車或是勞動之後，通常會伴隨疼痛的發生，因此，臨床上認為，發作性腎絞痛伴血尿是結石的典型臨床表現，也是結石診斷的重要依據。

雖然血尿或是排尿不暢、尿急等症狀常見於泌尿道結石，但是如果結石為從腎盂伸展到腎盞的鹿角型結石，或是位於腎臟皮層及髓層的腎實質結石，可能不會有任何明顯的症狀出現，必須要依靠定期追蹤，才能早期發現，早期治療。

4. 梗阻

當痛風患者發生泌尿系結石時，可能出現尿路梗阻造成排石現象、排尿困難、中斷，甚至尿閉的情形，令尿液無法正常地排出，患者會感到尿急不適，卻又排不出小便、下腹脹痛。

泌尿系統結石引起梗阻的位置可能在輸尿管本身、輸尿管膀胱連接處、膀胱頸、尿道、腎盂輸尿管連接部位或是腎臟內，當梗阻愈接近腎臟時，越容易發生腎積水，此時，患者容易感到腰痠、腎臟發脹。

痛風性泌尿系結石對泌尿系統的影響

當痛風患者體內產生尿酸結石時，造成的影響會因為結石所在的部位而有所不同。

1. 腎臟部位

如果腎臟內只有少數的結石，一般來說不會造成腎功能的嚴重損害；如果單側的腎臟因為多發性結石受到損害，另一側的腎臟也會代償性維持正常的腎功能。

但是如果雙側的腎臟都有嚴重的結石問題，就可能造成較嚴重的腎功能不全、腎積水或是引發尿毒症。

2. 輸尿管

位於輸尿管部位的結石會造成輸尿管阻塞，使腎臟形成的尿液無法順利進入膀胱，因而造成上端的輸尿管阻塞以及腎盂積水。而當結石進一步引起泌尿系梗阻、腎盂積水及排尿障礙等症狀時，尿液中的尿酸便無法排出體外並且沉積在泌尿系統及腎臟內，造成原來的結石增大。這種惡性循環引起的腎盂積水、尿瀦留、排尿不暢等情形都會使尿路受到細菌入侵與繁值，造成感染與發炎。

3. 膀胱

停留在膀胱及尿液中的尿酸結石會刺激膀胱及尿道黏膜引起損傷，也會阻塞尿道引起尿瀦留。尿瀦留初期，患者會覺得尿流變小，尿完仍然有殘尿感，隨著症狀變嚴重，會發生頻尿，留在膀胱內的殘尿也會越來越多，以致於造成膀胱彈性疲乏；此外，長期餘尿的結果，也會使腎臟的尿液無法正常流入膀胱，導致腎臟積水。

當結石損傷腎臟、膀胱時，會引起局部黏膜破損，使細菌侵入泌尿系造成感染，此時便會引起膀胱炎、尿道炎及腎盂炎等。

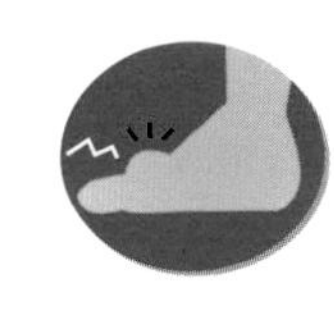

痛風發作血尿酸卻不高

痛風屬於代謝症侯群疾病，由於體內的普林代謝障礙，導致尿酸在血液中的濃度提高，並且形成大量的尿酸鹽，逐漸形成尿酸鹽結晶，累積在關節、腎臟等器官中，導致這些部位及器官發生疾病。由此可知，高尿酸血症就是痛風的致病因素之一，也是痛風確診的條件其中之一。但是在臨床上，有些痛風患者進行檢查時，並未有高尿酸血的症狀出現，這是什麼原因呢？

首先，我們先來了解，血尿酸為什麼會升高？血液中尿酸升高的原因之一，是因為人體內的尿酸排泄障礙。一個健康的人體內的尿酸值維持在正常範圍，原因是尿酸的合成與分解屬於代謝平衡的狀態，而體內的尿酸有三分之二是藉由腎臟排出體外，其餘則由腸道或其他方式排出。當人體因為疾病、藥物等影響使得腎臟排泄尿酸的功能受損，因而造成體內積存過多的尿酸而使尿酸值上升。

其次，尿酸生成過多也會造成血尿酸增加。造成痛風患者體內尿酸生成增多的首要因素是內源性普林產生增多。

體內普林的合成代謝屬於較複雜、精細的過程，當這些代謝過程中某些關鍵的生物酶發生了缺陷或是活性改變，都有可能導致嘌呤核苷酸在體內分解加速或是減慢，導致普林在體內堆積、尿酸生成過多，造成尿酸值提高的現象。

除此之外，當人體攝取過多含普林的食物時，會造成尿酸值的升高。但是，有些痛風患者在發生急性關節炎時，檢測血尿酸濃度卻沒有升高，因此被誤診為蜂窩性組織炎、風濕性關節炎、滑膜炎等疾病。那麼，為什麼痛風發作時血尿酸值沒有提高呢？

1.腎上腺皮質激素分泌過量

當痛風患者發病時，關節炎引起的劇痛會促使腦下垂體反射性地大量產生促腎上腺皮質激素。腎上腺皮質激素會促使腎臟排出大量尿酸，使得患者在短時間尿酸濃度下降，如果在此時進行檢查，也就容易造成誤診。

2.藥物影響

進行藥物治療中的痛風患者，尿酸值也會降低，因此，如果在藥物治療期間痛風發作，很可能尿酸濃度也不會升高。

還有一些患者，平時沒有遵照醫生的囑咐用藥，等到關節炎發作時，才想大量地使用降尿酸的藥物要來迅速降低尿酸，控制痛風，造成進行尿酸檢驗時，尿酸值沒有升高，但是積存在關節內的尿酸濃度卻很高，如此一來，由於體內尿酸濃度差異過大，使得尿酸快速轉移，造成關節滑膜受損，反而形成關節炎發病時間延長或是關節炎轉移。

除此之外，一些會鹼化尿液的藥，不但能夠提升尿液的pH值，還能達到增加尿酸排泄量、降低尿酸值的作用。有些痛風患者在發病期間，由於飲食量減少，體內的普林含量相對降低，因此造成尿酸濃度下降。因此，當痛風發病時，如果尿酸值並未升高，也必須經過詳細的檢查，以免造成誤診。

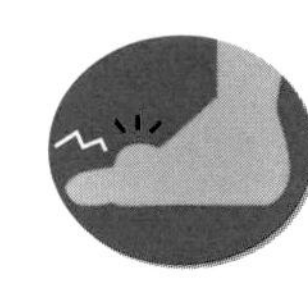

痛風患者主要的死亡原因

1.腎臟病變

痛風如果沒有經過妥善的治療與處置，最後會導致腎臟功能喪失。臨床上統計，約有20％的痛風患者由於腎臟功能受損，演變為腎衰竭及尿毒症造成死亡。

此外，有極少數的痛風患者在急性痛風關節炎發作時，由於血尿酸值急速升高，導致短時間內腎功能衰竭而致死。

2.共病症

患者罹患痛風與其他疾病（即所謂共病）時，會比沒有痛風但有這些疾病有較高的死亡率，這些疾症包括高血壓、動脈硬化、腦血管疾病、冠心病、心肌梗塞、心臟衰竭、心律紊亂，以及糖尿病引起的急、慢性併發症等。目前醫學技術在治療痛風及高尿酸血症的同時，也會積極治療這些疾病，降低痛風患者的死亡率。

3.尿路感染

造成痛風患者死亡的原因還有尿路感染。由於痛風腎結石、膀胱結石或是腎積水等容易引發泌尿系統感染，造成腎盂炎，如果沒有及時就診，很可能因為腎積膿或是腎乳突壞死，甚至敗血症而致死。

4.皮膚感染

雖然基本上痛風石因為有尿酸鹽結晶的成分，因此較不容易受到細菌感染，但是仍然有部分衛生習慣不佳的患者，在痛風石破潰後，沒有及時到醫院就診，採取適當的治療措施，以致於細菌嚴重感染傷口，並且透過皮膚蔓延到血液中，引起痛風患者極少見的菌血症和敗血症而導致死亡。

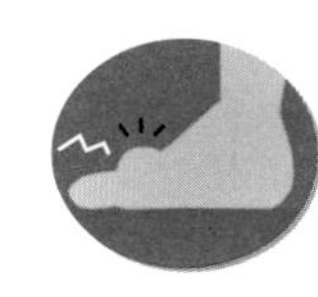

老年人的痛風有何特點

老年人的痛風特點如下：

1. 容易併發多種慢性疾病

老年患者由於年紀的關係，常會併發多種慢性病，例如肥胖、高血壓、動脈硬化、冠心病、高血脂、糖尿病及腎功能不全等，其中最常見的是痛風併發高血壓症，其他還有泌尿系統感染、腎臟結石等也很常見於老年痛風患者。同時，老年患者也因為長期使用利尿劑治療高血壓、心臟病等併發症，或是由於腎功能減退，造成痛風關節炎發病次數增加。

2. 常出現多關節炎痛風初次發作

痛風通常位於單一關節，隨著病程增加，累積的關節會增加。老年痛風患者本身的病程相對較長，因此出現多處關節炎發作的機率也提高。

此外，老年患者影響多關節者較多的原因，也有可能是因為患者本身具有其他慢性疾病如腎臟疾病，或是長期使用藥物如小劑量阿斯匹靈造成。

另一方面，由於痛風老年患者的疼痛閾值較高，因此當關節炎發生時，不如年紀較輕的患者感到強烈的疼痛，而是以鈍痛居多。也因為如此，老年痛風容易誤診為其他關節炎。此時，可以透過關節腔抽液檢查，若是檢出尿酸鹽結晶方能確診。

3.女性患者比例增多

停經前的女性，由於女性荷爾蒙的作用，會使腎臟對尿酸的廓清率較高，因此尿酸值普遍低於男性，因而較少患痛風；當女性到了停經期，體內雌激素分泌明顯減少，因此尿酸的排泄量也相對減少，因此罹患痛風的機率也提高。

4早期出現痛風石

根據臨床上的觀察，痛風老年患者在痛風早期發生痛風石的機率很高，而且痛風石多發生在非典型部位。

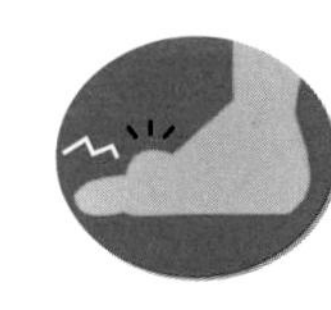

兒童、青少年的痛風有何特點

屬於代謝症候群疾病的痛風大多發生在中、老年人的身上，但是也有少數病例患者為兒童或是青少年，除了家族病史的遺傳，也有一些與遺傳缺陷沒有明顯關聯的因素。

1.多因血液疾病或化、放療引起

有些兒童、青少年的惡性疾病容易繼發高尿酸血症，例如白血病、骨髓病、淋巴瘤等細胞快速增殖的血液疾病，或是骨腫瘤、肉瘤、惡性黑色素瘤等增殖快速的腫瘤疾病。尤其在化、放療之後，尿酸值會升高，造成痛風發作。

這類型的腫瘤細胞增殖快速，治療的過程中，又造成腫瘤細胞大量死亡，也就是說，細胞內核酸轉換速率增加，代謝作用產生大量普林，因此體內生成大量的尿酸，造成短時間內尿酸值升高，人體無法及時排泄，因此導致高尿酸血症。

2. 多因藥物引起

小劑量阿斯匹靈、胰島素、抗腫瘤藥物，或是使用某些抑制尿酸排泄的藥物，造成急性痛風腎、急性尿酸性腎結石、梗阻等情形。

除了遺傳與疾病因素，近年來，由於生活習慣造成的原發性痛風患者的年齡層也在逐漸下降，20歲以下的族群發病率提高，原因除了先天遺傳，更重要的原因是後天的飲食習慣。現在的年輕族群攝取太多高熱量、高油脂、高糖分的精緻食物，導致自己成為痛風的高危險群。

第 4 章

痛風的治療

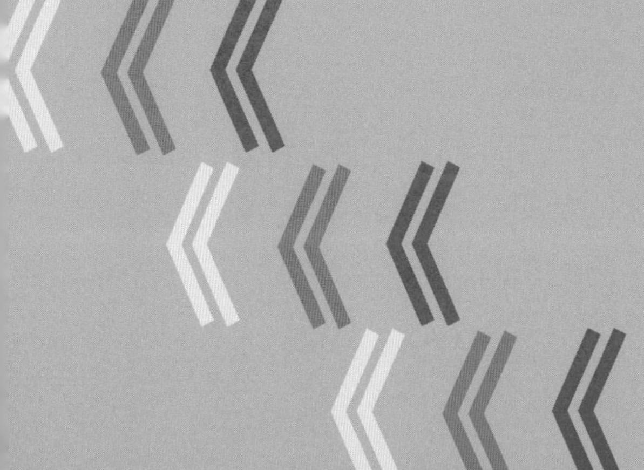

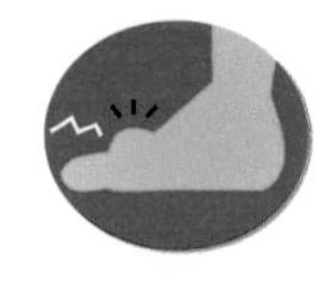

西醫治療

初次驗出高尿酸該怎麼辦

通常患者在得知自己得了高尿酸血症與痛風時，心中都會感到恐懼與絕望，尤其是痛風是不可逆的疾病，必須一輩子進行治療與保養，還必須長期服用藥物，這些疑慮造成初次確診的患者不小的壓力。其實，高尿酸血症與痛風是讓我們檢視自己的生活習慣，並且做調整的機會。比起尿酸值過高造成的影響，痛風藥物的副作用並不大，而且只要將不良的生活與飲食習慣修正，尿酸值維持在正常範圍內，醫生就會視情況將痛風藥物減量或是停用。由此可知，培養對於治療過程、方式的認識，建立正確的醫藥觀念，遵照醫生囑咐，並且調整生活、飲食習慣，對於降低痛風造成生活的困擾才是正確的方式。

高尿酸的定義是，透過血液檢查出的尿酸值在 7.0mg/dl 以上。初次檢查時，如果尿酸值超出標準，醫生通常會進行問診，了解患者平日的生活習慣，以及有無遺傳性的可能。尿酸值如果高達 9.0mg/dl 以上，若同時具有共病症，且經生活型態調整一段時間後，尿酸仍未降至目標值，仍可和醫生討論，以決定是否給予藥物治療。當初次驗出高尿酸時，應該要把握三個月的複檢原則，從檢驗結果當天算起三個月的時間，也就是下一次就診的日期，在這段期間，患者應該把握調整飲食習慣，避免高普林食物、生活規律、適量運動等原則，使尿酸值能夠降到正常值的範圍內。通常只要維持良好的生活習慣，並且改掉酗酒、暴飲暴食、海鮮或肉類攝取過量等不良習慣，通常都可以在複檢前恢復正常的尿酸值。有些人因為初次驗出高尿酸而感到焦慮，因為對自己的健康狀況擔心而造成過大的壓力，此時可以在初次檢驗後一個月進行追蹤檢查，避免因為壓力過大反而造成尿酸值升高，待三個月之後，造成高尿酸的因素消失後再次複診，檢驗出的尿酸值會較準確。

痛風患者會面臨哪些檢查

痛風檢查的目的有三個：確認患者的症狀是痛風、查明造成痛風的成因以及決定治療方針。基本上，痛風的檢查與高尿酸血症的檢查相同，不過在痛風發作之後，更容易有高血脂、糖尿病、高血壓等併發症，因此，更需要全面性的進行檢查。

尿酸值的檢查

尿酸值會升高，主要包括尿酸生成過多與尿酸排泄不良，藉由以下幾種檢查可以了解尿酸的排泄率以及尿酸在血液、尿液中的狀態，以此來判斷患者是屬於尿酸產生過多型或是尿酸排泄不良型。

1. 二十四小時尿液檢查

收集患者在二十四小時間排泄的所有尿液，測量其中的尿酸總量，藉以得知患者一天排泄的尿酸量。

由於腎臟會隨著攝取水分的多寡來調節尿液量，因此每一次排出的尿液中，尿酸濃度都會隨著水分含量而有不同的濃度，因此，採集一整天的尿液並且取平均值，就不會產生濃淡不均的現象，可以得到更精準的數值。

如果發現二十四小時尿液的尿酸量在 800mg 以上時，則可以診斷為「尿酸產生過多型」。

2.尿酸廓清率與肌酸酐廓清率檢查

屬於血液生化檢查的項目之一，「廓清率」指的是排泄能力，藉由廓清率檢查可以得知透過尿液排泄的尿酸和肌酸酐含量有多少。

「尿酸廓清率」是藉由尿液量來計算尿液和血液中的尿酸值。當痛風屬於腎臟排泄尿酸不足型時，雖然到腎臟的尿酸排泄量會增加，但是尿酸廓清率會降低，當尿酸廓清率在6ml/分以下時，就可以診斷為痛風屬於尿酸排泄尿不良型。

血清肌酸酐是蛋白質在體內作為能量使用後所殘留的廢物，會經由腎小管過濾。而透過「肌酸酐廓清率」檢查，可以得知當尿酸排泄的功能降低的同時，腎臟功能是否也有降低。

3.血尿素氮檢查

血尿素氮檢查也是血液生化檢查之一。血尿素氮（BUN）是指血液中尿素所含的氮，也是蛋白質化為能量後產生的廢物。血尿素氮產生後，會經由腎小管過濾，透過尿液排出體外，因此，這項檢查可以得知腎臟功能的狀態，若腎臟功能降低，則血液中的這些廢棄物質將會增加。

4.尿沉渣檢查

利用離心機讓尿液中的固體成份如紅血球、白血球、尿酸結晶等沉澱，並且以顯微鏡觀察，檢查腎臟及尿路的狀態。除了觀察尿酸的狀況之外，這項檢查如果發現紅血球過多，有可能是腎臟病或是尿路結石。

5.尿蛋白檢查

人體內的血液當中，有一定含量的蛋白質可以產生、維持人體活動所需要的能量，這些在血液中的蛋白質會經由腎小管吸收，不會排泄到尿液中。因此，當進行尿蛋白檢查時，如果發現尿液中的蛋白質含量增加，就表示腎小球或是腎小管的功能出現異常。

一般來說，腎臟功能低於正常功能三分之一時，患者才會有自覺症狀，因此，當這些血液生化檢查出現異常的結果時，通常表示腎臟功能已經有一定程度的障礙了。

6.尿潛血檢查

腎臟或是尿路出血，尿液中就會有紅血球出現。尿潛血檢查是運用試紙浸於尿液中，如果尿液變成紅色，也就是呈現陽性反應，表示腎臟與尿路可能有結石，因此造成血尿的狀況。

7. X光檢查

透過拍攝關節等痛風發作部位的X光片，可以發現關節部位的骨頭破壞的程度。當急性痛風轉變為慢性痛風時，發炎的骨頭會遭到侵蝕，呈現出像是被老鼠齧過一般。

8. 超音波檢查

尿酸鹽結晶無法透過X光發現，因此，利用超音波檢查，可以將體內的組織具像化，發現腎臟或尿路中有無結石。

9. 併發症檢查

痛風患者容易併發各種生活習慣病，例如高血壓、高血脂症、動脈硬化、糖尿病及腎臟疾病等。這些疾病的檢查項目大部分屬於血液生化檢查，例如：透過膽固醇值、三酸甘油脂值可以了解是否併發高血脂症和動脈硬化；血糖值則與糖尿病有關；至於腎臟疾病則是依據血尿素氮及肌酸酐等檢查；當懷疑有腦血管病變時，則會進行CT（電腦斷層掃描）、MRI（核磁共振攝影）等檢查。

除此之外，如果懷疑患者屬於慢性腎病患者、惡性腫瘤患者、溶血性貧血、服用利尿劑等引發的繼發性高尿酸血症時，也需要做更進一步的檢查來確定病因。

尿酸值的檢查方式

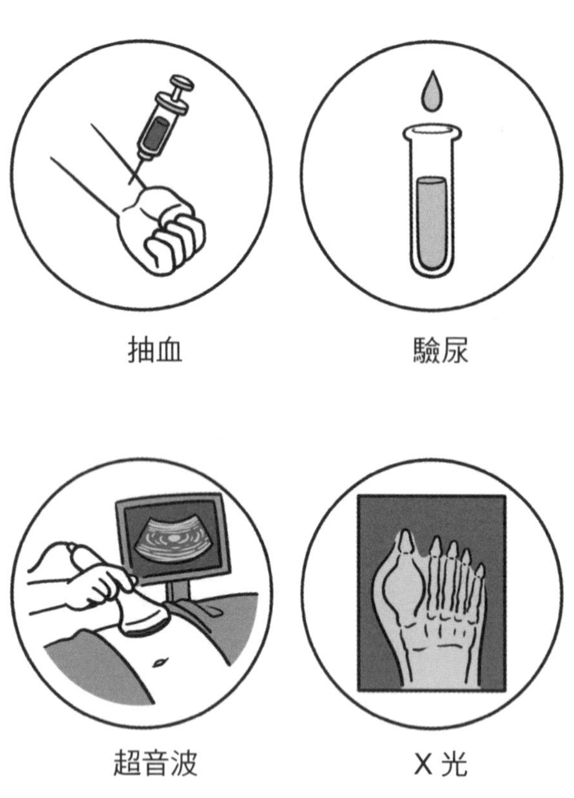

痛風性關節炎最易誤診為哪些其他疾病

雖然痛風發作與尿酸值息息相關，但是高尿酸濃度合併關節炎不一定就是痛風發作，約有30％的患者在急性痛風發作時，血尿酸值屬於正常範圍；此外，痛風發作時，會出現關節腫脹、劇痛的急性關節炎，有時候會與其他關節疼痛、變形有關的疾病混淆。

因此要正確地診斷痛風，除了根據詳細的病史、理學檢查之外，還要配合血液生化檢查，以做出確診與鑑別診斷。

1.假性痛風

正如「假性痛風」的名稱一樣，它的症狀與痛風極為類似，沒有任何前兆，一再出現伴隨疼痛及腫脹的關節炎。雖然鉀性痛風的症狀與痛風很像，但是還是有相異之處。

造成假性痛風的原因是因為焦磷酸鈣雙水化物結晶，也就是焦磷酸鈣結晶沉積在關節軟骨、滑膜、滑囊、肌腱、韌帶等組織所，並且石灰化導致的一種骨關節病變，在臨床上容易混淆而誤診為痛風或者是漏診。

假性痛風常見於六十歲以上之老人且男女的發作比例相當，年輕人膝蓋曾經受傷或開刀、有家族史者亦有可能發生。隨著年齡越大，發病率越高。有統計發現九十歲以上的長者，50％可以在關節內找到焦磷酸鈣結晶。依照發病原因，假性痛風可分為家族性、散發性、繼發於其他代謝疾病以及創傷或外科手術引起；而依照發病的症狀，則分為無症狀型、假性痛風型、假性類風濕關節炎不伴發作、假性類風濕關節炎伴急性發作、假性神經病變性關節病變型以及假性外傷性關節炎型，其中，以假性痛風型最常見。

假性痛風發作時，造成關節炎的位置通常以膝蓋、手腕、肩膀、臀部及腳踝等大關節處為主，與痛風相似之處是，患者關節部位會有疼痛、腫脹以及僵硬等現象，偶爾也會出現發燒，發炎現象可能持續數天甚至數週，有時也會突然恢復；同時，假性痛風與痛風一樣，與許多代謝疾病、老化或受創有關聯。

當關節出現發炎到醫院就診時，醫生會進行 X 光檢查，若是發現患者軟骨組織部位出現異常鈣化現象，就應該懷疑罹患假性痛風，進一步做血液及相關檢查，尤其是關節液的檢查。由於假性痛風是因為焦磷酸鈣的結晶沉積在關節軟骨裡引起發炎，因此只要透過此項檢查就可確實鑑別出痛風與假性痛風。

罹患假性痛風時，通常只需要清洗關節，往往就可以消除症狀，不需要像痛風一樣長期治療。

2. 類風濕性關節炎

類風濕性關節炎又稱類風濕，是一種稱為膠原病的自體免疫疾病。臨床表現為關節處會腫脹疼痛，發炎症狀會擴及全身，而且症狀如果更嚴重，也會導致關節變形及破壞。

與痛風不同的是，痛風通常只發生在下肢的單一部位，而類風濕關節炎則會有多數的關節同時發作；此外，類風濕關節炎的疼痛常常是左右對稱，而痛風沒有左右對稱的疼痛。痛風的疼痛通常持續一段時間後就消失，進入緩解期，而類風濕性關節炎則是疼痛範圍越來越廣，最初從手指或關節、膝蓋開始疼痛，之後漸漸擴及全身。

和痛風最明顯的差異是，類風濕性關節炎常見於二十至四十歲左右的女性，男性的發病率約為女性的四分之一。類風濕性關節炎的致病原因不明，因此無法根治，主要的治療方式以緩解疼痛及預防關節變形為主。

3. 退化性關節炎

邁入中老年之後，歷經長年使用的膝關節軟骨會隨著年齡增長，受到壓迫而磨損，加上體重的負擔或是受傷，造成軟骨磨損更加嚴重，使骨頭與骨頭直接接觸，導致膝關節因此變形、疼痛，滑膜因發炎而增厚，這種情形即稱為退化性關節炎。症狀雖然不一，但是主要會有疼痛到無法走路的症狀。

退化性關節炎的臨床表現為在膝關節、股關節、手指關節，慢慢出現腫脹、疼痛。而且疼痛最容易出現在膝關節部位，常被誤診為痛風。

與痛風不同之處，退化性關節炎的關節疼動程度並不像痛風那麼強烈，經過休息，疼痛和腫脹就會緩和下來，而痛風即使安靜休息也無法消除疼痛，這正是兩種疾病間的最大差異。

除此之外，痛風發作期過後，疼痛便會消失，但是退化性關節炎不會自然痊癒。只要進行 X 光檢查，就可以發現關節變形的現象，作為與痛風的鑑別診斷。

4. 反覆性風濕症

在台灣很常見，因其症狀與痛風非常類似，是最常被誤診為痛風的一種關節炎，反覆性風濕症雖然有風濕兩個字，但是與屬於膠原病的風濕是完全不同的疾病。發作時在手指關節、肘關節、肩關節和膝關節部位一再發生疼痛、腫脹的症狀，而且時常於下午或是黃昏的時間發生。

反覆性風濕症好發於二十到四十歲的男女性，侵犯的部位有四肢任何關節或關節周圍組織，或是足底和手掌面，常發生在免疫力低的病人身上。女性罹患反覆性風濕症時，可能是類風濕性關節炎或紅斑性狼瘡的前兆，所以應該要特別注意鑑別診斷。

5.退化性脊椎症

由於老化而造成脊椎退化，使椎體與椎體之間的椎間盤磨損，使骨骼失去緩衝的功能，造成骨骼增生長出突出物，也就是所謂的「骨刺」。

如果骨刺壓迫到頸部神經，會造成肩部、後頭部疼痛、手腕麻痺、握力降低等現象，如果骨刺壓迫腰椎神經，會造成下肢麻痺和不適。

6. 拇趾外翻

拇趾外翻是因為支撐腳趾的肌肉及韌帶變弱，使大拇趾根部關節彎曲並向外突出。拇趾外翻通常是因為長期穿著高跟鞋或不合腳的鞋子，或是肌肉部位異常，使得腳拇趾外側變形，往內側彎曲。患部會發紅發腫，而且也是發作在腳拇趾上，所以容易誤診為痛風，當感到腳拇趾疼痛時，要先檢查是否為拇趾外翻，也可以進行血液檢查、X光來做鑑別診斷。

7. 化膿性關節炎

當關節受到葡萄球菌或結核菌、大腸菌等細菌感染，引起關節化膿的疾病，稱為「化膿性關節炎」或是「敗血性關節炎」。

發炎的關節會產生劇痛、發紅、發腫，也會發熱。化膿性關節炎常發生在髖部和膝部關節，當腳拇趾根部或腳踝、膝蓋等發炎時，會產生劇痛，因此容易被誤診為痛風。

化膿性關節炎劇痛的原因是細菌侵入關節內，引起化膿導致疼痛。因此，採集關節液，在關節液中檢驗出化膿菌，可以做為與痛風鑑別的方式。

痛風病診斷要點是什麼

通常當患者懷疑自己有痛風到醫院就診時，醫生除了透過血液、尿液的檢驗外，還會經過詳細的問診和看診，才能夠做出診斷。但是出現高尿酸血症的患者，不一定就會有痛風發作，相反地，也有患者出現痛風的症狀時，檢驗時卻沒有高尿酸的問題。

痛風的確診，過去大多採用一九七七年美國風濕病學會制訂的三個標準，只要符合其中一項，就可以斷定罹患痛風。

該診斷標準如下：

一、關節液中有尿酸鈉鹽結晶。

二、用化學方法或偏光顯微鏡證實痛風石結節中含尿酸鈉鹽結晶。

三、符合以下十二項臨床條件中六項或六項以上者：

（1）超過一次以上急性關節炎發作的病史。

（2）發炎症狀在一天內達到高峰。

（3）急性單側關節炎發作。

（4）患部關節皮膚呈暗紅或紅色。

（5）第一蹠趾關節疼痛或腫脹。

（6）單側第一蹠趾關節炎發作。

（7）單側跗骨（足踝）關節炎發作。

（8）有可疑的痛風石結節。

（9）高尿酸血症。

（10）X光片檢查顯示不對稱關節腫脹。

（11）X光片檢查顯示不伴侵蝕的骨皮質下囊腫。

（12）關節炎發作時抽取之關節液微生物培養呈無菌狀態。

其中第一項的確認方式是在痛風發作時腫起的關節插入針筒採集關節液，檢查有沒有白血球及吞噬細胞，但是如果發作部位在小關節處，採集關節液就會有其困難度，而且在患部上扎針對於患者來說，會造成更大的痛苦。

第二項使用的方式是在痛風石的部位刺入針筒，採集皮下痛風石的內容物，透過檢查發現是否有尿酸鹽的成分存在，但是這項檢查的問題是，並非所有的痛風患者都會出現痛風石。

由於前兩項方式都有不同的困難度，因此目前大多採用第三項作為確診基準。但當抽取關節液困難或不便時，根據十二項臨床特徵中具備六項或六項以上，並排除其它疾病後，也能優先考慮痛風的診斷。

二〇一五年，美國風濕病醫學會及歐洲風濕病聯盟共同推出新的痛風診斷標準。將「至少發生一次的關節或黏液囊的腫脹、疼痛或觸痛」當作進入診斷流程的條件。對曾有關節腫痛且「在有症狀的關節或黏膜囊中出現尿酸結晶，或是出現痛風石」可作為診斷的充足條件並確診。若不符合此項充足條件，則再藉由臨床症狀、實驗室檢查、影像學檢查等結果進行分數訂算，診斷患者是否罹患痛風，大於或等於8分即診斷為痛風。

痛風應該求診哪一科

當痛風發作時，治療痛風就應該找「風濕免疫科」，現在許多大型醫院各科部門都會有電腦所建立的病例資料，因此如果需要，風濕科醫生還會與骨科、腎臟科、內分泌代謝科等各科的負責醫生進行會診。

治療痛風有哪些階段

當痛風發作之後，藥物治療與生活習慣改善就必須要同時進行，治療的階段可以分為三個：

1. 痛風發作時期的緩解

痛風發作時，首先要做的就是消除痛風所引起的劇烈疼痛，藥物治療是必要的緊急措施，主要分為「痛風前兆用藥」以及「痛風發作用藥」兩種，主要是以藥物治療、緩解發作時的劇痛。

2. 控制尿酸值

要特別提醒的是，即使痛風發作後已用藥緩解疼痛，患者還是必須到醫院就診。

這個階段是痛風不發作的期間，以藥物治療為主進行三至六個月，生活指導為輔。針對尿酸合成過多的患者，主要使用抑制尿酸生成的藥物；而針對排泄功能不良的患者，則主要使用尿酸排泄促進劑。也就是說，在緩解期，不同類型的高尿酸血症使用不同的藥物治療，再配合飲食療法及日常生活的保養。

3.預防高尿酸血症的併發症

在控制尿酸的同時，必須預防併發症與痛風的反覆發作，藥物與食療同時進行。雖然痛風並不會直接危害患者的生命，但是併發症致死的危險性卻極高。痛風、高尿酸血症的治療並不是短期就能見到成效，也不會因為痛風沒有發作就可以終止治療，因此，患者需要了解藥物治療的意義，以及在日常生活中遵守醫生的囑咐，有耐心地配合各種治療過程。

使用藥物治療的時機

對於高尿酸血症與痛風患者而言，控制尿酸值最好的方式就是在進行藥物治療的同時，一邊改善生活習慣。

一般而言，如果檢查出高尿酸血症，尿酸值在7~8mg/dl左右，但是還沒有痛風的症狀出現時，醫生可能會採取「生活指導」的方式，要求患者先調整生活、飲食及運動，只要高尿酸血症還不是很嚴重，通常都可以讓尿酸值恢復到正常範圍內。

透過改變生活習慣來降低尿酸值並不難，困難的是長時間持續保持良好的生活習慣，所以患者要時時提醒自己，控制尿酸的重要性，不只是防止痛風的發作，還可以預防其他慢性病發生。

那麼，在什麼時候需要開始進行藥物治療呢？

無症狀高尿酸血症的降尿酸藥物的投予與否仍未有全球一致的定論，需要由醫師及患者依據病患個人發展為痛風的風險因子及相關疾病（如進行性慢性腎功能不全）情形，共同達成臨床決定，除非合併有HGPRT酵素（Hypoxanthine-Guanine phosphoribosyltransferase）缺乏等經確定的基因異常、血液疾病、癌症並將接受化學治療或器官移植患者使用環孢靈造成尿酸值升高，否則通常不一定必須用藥物降低血尿酸。但仍應充份告知患者血尿酸值愈高，未來產生痛風性關節炎的危險性就愈高，也就是說即使血尿酸值持續偏高也不意謂著一定會產生痛風，因此無併發症風險的單純無症狀高尿酸血症並非長期使用降尿酸藥物治療的適應症。但對無症狀的高尿酸血症患者，建議每六個月追蹤檢驗一次血尿酸值。急性痛風關節炎通常是一種疼痛會自行好轉的關節炎，若沒有服用消炎止痛藥物治療，急性的疼痛通常會在一週內自行痊癒好轉，一次發作很少超過兩星期，但提早使用消炎止痛藥物治療可以迅速緩解疼痛。

治療急性痛風關節炎時，主要使用的消炎止痛藥物有三種包括：非類固醇消炎止痛藥（nonsteroidal anti-inflammatory drug,NSAID）、秋水仙鹼（Colchicine）、類固醇（Corticosteroid），這三種藥物的選擇應依照病人是否合併其他內外科疾病而定。

西醫的藥物療法

藥物治療是痛風最主要的治療方式，哪些是常見的痛風用藥呢？不同的藥物具有不同的功效，這些藥物是如何治療痛風的呢？這些藥物分別的效果及副作用是什麼呢？

一般來說，治療痛風的藥物大致上可以分為下列三種類型：

1.抑制發作

患者在未發作之前或有預感要發作時就先服藥，以達到抑制的效果。痛風性前兆階段的代表用藥是秋水仙鹼（Colchicine）。秋水仙鹼是從一種百合科植物秋水仙的種子、球莖中萃取出來的生物鹼，是早期用來治療痛風的主要藥物，但是秋水仙鹼並不是止痛劑，而是抑制白血球攻擊尿酸鹽的藥，一定要在感覺到有痛風前兆時就吃。若在症狀發生後二十四小時內給予，大部分的患者的症狀都可以達到緩解；但是如果在症狀發生後超過四十八小時服用，治療效果就降低許多。

雖然服用秋水仙鹼的確可以緩和痛風發作，但是會引起一些副作用，例如腹痛、腹瀉、噁心、嘔吐等症狀，甚至會有白血球、紅血球數量減少的現象，造成再生不良性貧血；有些敏感體質的人會發生肌肉痠痛及無力感，還有些患者會暫時出現無精症。

目前在急性痛風發作時，秋水仙鹼的給藥方式，是0.5mg早晚一粒，同時合併使用非類固醇消炎止痛藥。如果是有發作痛風預感時，前三小時每小時給予0.5mg，總共給予三粒到六粒為止。大於七十歲的長輩建議治療劑量要減半。

2. 消炎止痛

當痛風引起急性關節炎時，患者會感到難以忍受的劇痛，為了減輕疼痛的症狀，醫生會開立非類固醇消炎止痛藥，進入緩解期之後，患者也就可以不用在服用消炎止痛藥。

目前治療急性痛風的主要藥物為非類固醇消炎止痛藥（NSAID），如學名為Indomethacin、Naproxen、Diclofenac potassium及Ibuprofen等成分的藥物，止痛效果佳、短期使用的副作用少。至於大家所熟悉的抗炎藥物，阿斯匹靈，因為低劑量給予時會造成尿酸值的改變，因此痛風發作時不能使用。

一般而言，在給予藥物治療後，二十四小時內急性痛風的疼痛症狀可以很明顯獲得緩解。症狀緩解後二十四小時可以減低藥品劑量或停藥。

服用非類固醇消炎止痛藥時，遵守以下幾個原則，大部分的痛風發作都可以獲得緩解：

a. 關節炎發作時必須遵照醫生指示的服用最大劑量用藥，每一種非類固醇消炎止痛藥的服用劑量都不一樣，服用時必須遵照醫生指示，患者不能因為想止痛就大量服用。

b. 痛風發作時不可擅自新增降尿酸藥或是改變降尿酸藥的劑量。

c. 一般來說，藥效強的藥物副作用相對也強，非類固醇消炎止痛藥的副作用包含胃炎、急性腎衰竭、血壓升高等，因此有胃潰瘍、心臟或腎臟疾病或有服用抗凝血或抗血小板藥品的患者，在使用前一定要和醫生討論自己的問題，避免損害其他臟器的功能。

d. 達到消炎效果後就停用非類固醇類消炎止痛藥。

如果患者無法使用非類固醇消炎止痛藥和秋水仙鹼時，可以考慮口服類固醇如 Prednisolone，或是痛風的症狀只在一或兩個大關節發生，可以使用關節內注射類固醇如 triamcinolone acetonide。

類固醇的副作用可能造成血糖升高或腸胃不適，長期使用類固醇也可能造成白內障、腎上腺抑制或是骨質疏鬆症等，因此儘量以不超過七天為原則。

以上列出幾種常見的非類固醇消炎止痛藥的治療項目及可能出現的副作用。需要特別注意的是，副作用通常是因人而異，並不一定會發生，患者不必太過緊張。

3.降尿酸

痛風不發作的時間稱為緩解期，這段期間治療的重點以降低體內的尿酸值為主。

由於高尿酸血症分為腎臟排泄尿酸不良型以及尿酸合成過多型，還有兩種情況都有的混合型三種類型，因此，控制尿酸的藥物也有促進尿酸排泄以及抑制尿酸生成兩種類型。

促進尿酸排泄的用藥有Probenecid、Sulfinpyrazone及Benzbromarone，具有增加腎臟尿酸清除率，減少尿酸在腎小管再吸收的功效，但是這類藥品對於腎功能不全的患者促進尿酸排泄的效果不佳。常見副作用包含腸胃不適、紅疹等。抑制尿酸合成劑又稱黃嘌呤氧化酶抑制劑（Xanthine Oxidase Inhibitor），以前常被使用的藥物有Allopurinol，具有抑制尿酸過度生成或排除高尿酸的功效，腎功能不好的患者在使用時需要調整劑量。Allopurinol可能會造成的副作用包括皮膚紅疹、腸胃不適、頭痛，更嚴重的會引起史帝芬強生症候群（Steven-Johnson syndrome）、肝炎、間質性腎炎（Interstitial Nephritis）及白血球低下。目前新一代的黃嘌呤氧化酶抑制劑除了有優異的降尿酸效果，降低痛風發作及慢性腎臟病的風險外，至今的文獻報告中很少發生嚴重的致死性皮膚過敏反應。除此之外，混合型則是由醫生判斷併發症等情形，再考量採取哪一種藥劑，或是併用兩種藥劑。

在這個階段用藥的注意事項有：

a. 合併使用抗炎藥或低劑量秋水仙鹼，可有效地預防痛風急性發作。

b. 發作後過一段時間才開始降低尿酸值的治療，治療過程緩慢進行，不急速降低尿酸避免引發痛風發作，降尿酸藥從低劑量開始服用。

c. 一旦開始治療，終生都要控制尿酸，並且定期回診接受檢查，了解藥物的治療效果和副作用，同時接受醫生的建議，以及尿路照護指導，預防併發症。

d. 按時服藥很重要，千萬不可以哪天忘記吃，到了隔天才一次吃兩天的份量。

痛風患者必須一輩子吃藥嗎

高尿酸血症與痛風的治療，主要的原則之一就是控制尿酸值在正常範圍內。只要尿酸值正常，就可以預防痛風發作或是腎功能障礙。雖然痛風在緩解期不會造成疼痛，但是如果尿酸值一直居高不下，就隨時都有可能突然發作，同時也會提高尿路結石和腎障礙的危險性。

治療痛風以藥物為主，飲食控制為輔，如果正確處理，就能獲得良好療效。由於痛風是不可逆的疾病，因此必須要終生與之為伍，也就是說，大多數患者都需要長期服藥。但是有些患者經過藥物治療一段時間之後，尿酸值長期控制在標準範圍內，加上生活、飲食及運動的輔助，就可能減藥或是停藥。特別要注意的是，患者千萬不可以因為尿酸值在正常範圍內，就擅自停藥或減藥，因為痛風並不是只要尿酸值正常就沒有其他問題，一定要經過醫生的判斷，並且觀察一段時間，在醫生的審慎評估後，才能減藥或是停藥。

但是如果一直無法有效控制尿酸，尤其是患者本身在飲食上沒有節制，生活習慣不良，那麼就需要長期服用藥物。

除了服藥，還能做什麼

痛風除了用藥物治療的方式，在發作前及發作期間緩解疼痛外，在痛風不發作的緩解期，是否還有其他的方式可以控制尿酸值呢？

我們知道，痛風的遺傳因素所佔的比例與其他的因素相比高出許多，因此有些患者認為：「既然遺傳因素是造成痛風最重要的原因，是否在飲食上就不需要有限制，生活習慣如何也不必太過於在意？」，事實上這種觀念十分不正確。

目前的醫學技術雖然能夠找出一部分與痛風相關的遺傳基因，並嘗試找出一些治療方法，可惜成效不彰，但是藉由其他的方式，痛風患者可以透過後天的保養，降低痛風發作的頻率，提高生活品質。這些方法與預防生活習慣病的方法相同，就是均衡的飲食，規律的生活，良好的生活習慣，適量的運動及避免肥胖等。除此之外，高尿酸血症與痛風患者還要與醫生保持良好的互動，定期回診，讓醫生能夠了解自己目前尿酸值以及是否有併發其他疾病的症狀。

如此一來，即使患者本身具有痛風的家族病史，也可以透過後天的保養來延長緩解期，並且減少痛風發生的次數，達到治療的目的。換句話說，就算有天生的遺傳因素，痛風患者還是可以免於遺傳性疾病的困擾。

痛風石的治療方式

1.開刀治療

開刀治療痛風石是消極的作法，而且有時候會因為傷口處的血液循環不良，造成傷口反覆感染，因此要徹底解決痛風石的問題，應該是先解除尿酸鹽結晶的問題，否則，痛風石還是會因為尿酸鹽結晶增加而在新的部位產生。

2.藥物治療

痛風石是尿酸過多所造成，因此，想要消除痛風石，必定要先解決高尿酸的問題，將尿酸值控制在標準範圍之內。由於藥物治療痛風是一項長期的治療，因此患者應該有耐心地配合醫生指示，按時服用藥物。

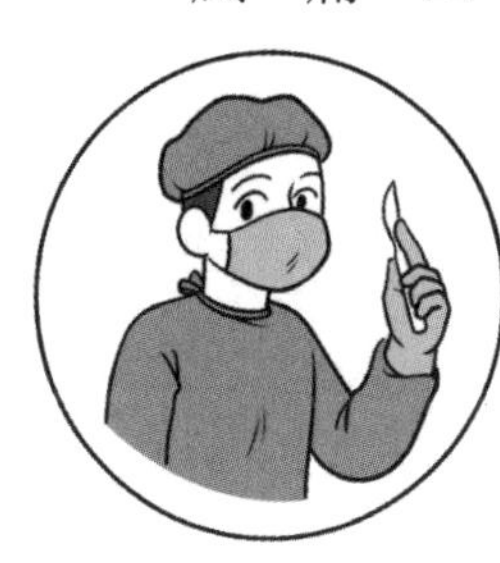

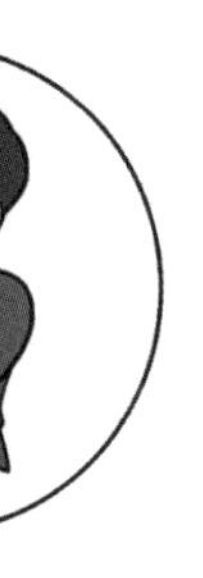

如何判斷痛風治療療效

痛風經過積極的綜合治療，包括藥物治療、調整生活習慣、飲食均衡、適量的運動等，在一段時間後檢視治療的效果，如果能夠達到以下目標，就可以為評估為治療療效良好：

1. 終止疼痛

痛風發作最令人感到難受的莫過於關節炎造成的劇痛，因此治療痛風的目的中，終止疼痛應該是患者在急性關節炎發作時最希望達到的治療效果。要特別注意的是，當急性痛風關節炎發作時，如果延誤治療，會使病情擴大，影響藥物治療的效果。

2. 防止復發

痛風患者最輕鬆的時段就是緩解期，因此，痛風治療的重要目標之一，就是如何使痛風性關節炎的緩解期逐漸延長，而且逐漸減少關節炎發作的次數，甚至可以達到不再發作的成效。

3. 穩定尿酸值

尿酸濃度影響著痛風的病情發展，因此，良好的治療效果應該包括尿酸值維持在正常範圍內，改善高尿酸血症，並且使沉積在關節、腎臟及皮膚的尿酸鹽結晶可以溶解，隨著尿液排出體外。除此之外，尿常規與腎功能正常也是評估痛風療效的因素。

4. 預防結石

結石會造成泌尿系統損害，甚至造成腎臟功能障礙，最後還會引發腎衰竭，導致死亡。因此，預防結石的發生，是治療痛風必要的處置方式。

5. 併發症的預防及控制

高尿酸血症與痛風如果沒有經過妥善的治療，就可能會出現生活習慣病的併發症，或是加重已存在的疾病（即共病），其中包括高血壓、高血脂、肥胖、糖尿病、動脈硬化和冠心病等，這些併發症很容易因高尿酸血症而惡化或因而升高死亡風險。因此，治療效果的評估，應該包括是否有效預防併發症及控制共病。

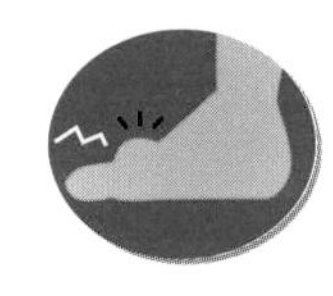

中醫治療

中醫如何診斷痛風

痛風在現代醫學的定義指著是因為普林代謝異常導致血尿酸過高，造成過多的尿酸鹽結晶沉積在身體各處。痛風主要的臨床表現為急性關節炎發作，如果高尿酸血症持續一段時間沒有妥善的治療，就會發生結晶沉積在泌尿系統引起尿路結石，嚴重者造成腎功能障礙，尿酸鹽結晶如果沉積在心腦血管則有可能引起腦中風、冠心病等併發症。

痛風在中醫學裡，屬於痺症的範疇。所謂痺症指的是肌肉、筋骨、關節等部位，產生痠痛、痲木、腫脹、灼熱，甚至造成活動障礙，無法自由伸屈等現象。

就中醫的理論來說，造成痺症的原因是風、寒、濕、熱等外邪痺阻經脈，導致氣血虛弱、經脈不通所致。而且，中醫認為「不通則痛」，當痺症造成經脈不通時，「痛」的症狀就會出現，此時必須及時治療、控制，若痛症沒有獲得適當的治療，發作發作的頻率則會越來越密集，除了對於關節不利之外，還會影響到五臟六腑的功能。

中醫認為引發痛風的原因有「內因」與「外因」兩方面：

1.引發痛風的內因

內因也就是發病的內在因素，主要是先天稟賦不足，再加上飲食失當、太過勞累所致。稟賦指的是先天體質因素，稟賦不足也就是先天體質虛弱不足。中醫理論認為，在內因方面如果先天正氣不足，也就是人體的抗病能力虛弱，風、寒、暑、濕、燥、火和疫癘之氣等外邪就容易趁虛而入，從外部侵入人體致病。如果再加上不當飲食與過度勞累，在陰陽失調、元氣耗損過多的情況之下，就會大大提高了外邪侵入體內的機率，引發痛風發作。

2.引發痛風的外因

中醫理論所謂的外因，就是外在因素，主要指的是風、寒、濕、熱邪等侵襲。不論是氣候變化或是環境太過潮濕等因素，都可能會使風、寒、濕、熱邪侵入體內導致痛風發病；除此之外，當外邪長期存在體內，鬱久化熱形成熱邪這種熱病實症，也會引發痛風的發作。

中醫如何治療痛風

中醫大致將痛風分為四個證型，分別是「濕熱痺阻」、「寒濕痺阻」、「肝腎虧虛」、以及「痰瘀痺阻」。每一種證型的症狀不同，也都有各自合適的藥方。

在治療上，中醫與西醫一樣，也將痛風分為急性期和間歇期，針對不同時期有不同的治療方式。在治療痛風方面，中醫比較講究長期調理，認為沒有發病時期的調養，才是治療的重點。中醫認為，改變體質才是擺脫痛風最有效的方式。

痛風四大證型與治療重點

痛風類型	痛風主要症狀
濕熱痺阻	•關節出現紅、腫、熱、痛的症狀 •尿液偏黃而且尿量少 •口乾舌苦

寒濕痺阻	• 關節部位腫痛 • 手腳有時感到疼痛，有時候會麻木 • 天氣變化的時候，疼痛感加劇 • 畏寒
肝腎虛虧	• 關節出現變形的現象 • 腰、膝部感到痠痛 • 容易疲倦 • 頻尿 • 病程較久
痰瘀痺阻	• 患部的皮膚呈現暗紫色 • 關節疼痛經常反覆發作，而且疼痛程度輕重不定

在治療方面，中醫建議在急性痛風關節炎發作時，可以搭配針灸治療來緩解疼痛；或者先以西醫止痛藥治療，先達到迅速控制症狀，等症狀緩解之後，再配合使用中藥調養。西醫能夠在急性發作期使疼痛快速獲得控制，緩解期間採用搭配中醫治療的方式則可減少西藥的用量，減少副作用的產生，也就是說，在痛風的治療上，中西醫合作的方式，能夠有效降低身體負擔。

中醫的藥物療法

中藥治療痛風及高尿酸血症的用藥，與西醫相同，分為降低血尿酸與增加尿酸排泄兩種。

1. 降低血尿酸

具有抑制尿酸合成、降低血尿酸功效的中藥有當歸、桃仁、牛膝、芫花、大黃、秦艽、澤蘭、地龍、金錢草、豨薟草、毛冬青、威靈仙等。

2. 增加尿酸排泄

使用於增加尿酸排泄的中藥有秦皮、牛膝、茯苓、黃芪、丹參、黃柏、萆薢、大黃、蒼朮、地龍、澤瀉、車前草、土茯苓、生薏苡仁、車前子、玉米須、金錢草等。其中大黃、地龍、牛膝、金錢草、威靈仙等幾種中藥同時具有降低血尿酸與增加尿酸排泄兩種作用。

痛風類型	藥物療法	治療重點
濕熱痺阻	石膏、知母、黃柏、防己、木通、赤白芍、甘草、銀花藤等藥。 方劑：桂枝芍藥知母湯	•清熱通絡 •祛風除濕
寒濕痺阻	羌活、獨活、桂枝、麻黃、肉桂、苡仁、蒼朮、當歸、川芎等藥。 方劑：宣痺湯	•祛風寒濕 •除濕通絡 •活化氣血
肝腎虛虧	桑寄生、秦艽、防風、細辛、當歸、白芍、川芎、杜仲、地黃等藥。 方劑：獨活寄生湯	•祛風寒濕 •活化氣血 •強化肝腎
痰瘀痺阻	蒼朮、南星、威靈仙、白芷、川芎、桃仁、紅花等藥。 方劑：身痛逐瘀湯	•化痰祛瘀 •理氣活血

除了內服用藥之外，中醫也有外用藥包括敷貼用藥、燻蒸、浸泡與噴劑。

常用的中藥材及其功效

藥名	別名	功效	性味
萆薢	竹木、白菝、赤節、百枝	通絡止痛、祛風除濕、利尿	性平、味甘苦
車前子	牛舌草子、車輪菜子、車前實	清熱利尿腎功能差者不宜	性寒、味甘
防己	漢房己、木房己、廣防己、粉房	祛風止痛、利尿	性寒、味甘苦
薏苡仁	苡米、苡仁、薏仁米	利尿去濕	性微寒、味甘淡
威靈仙	靈仙	祛風濕、消炎止痛、通經活絡	性溫、味辛鹹
滑石	番石、脆石、白滑石	利水清熱、祛濕、消炎	性寒、味甘淡
澤瀉	澤舍、如意菜、水白菜	利尿消腫腎功能差者不宜	性微寒、味甘淡、微鹹
秦艽	秦糺、秦膠	利尿、解熱、鎮痛	性微寒、味辛苦
山茱萸	肉棗、鼠矢、雞足	補肝益腎、舒緩痠痛	性微溫、味酸澀
蒲公英	狗乳草、金簪草、奶汁草、黃花草	利尿清熱、消炎解毒	性微寒、味甘苦

中醫的針灸療法

中醫對於痛風的辨證論治，是以關節紅腫熱痛的症狀為依據，可以採取針灸、外敷加上內服的治療方式，對於西醫治療可以做為輔助。

針灸療法治療的目的主要是化濕降濁、祛痰通絡以及全身調節，取穴的方式有：

1. 依發作期

急性發作期取隱白、大敦、太沖、三陰交、太溪等穴，此外，急性發作期可以外敷療法，將三黃膏，也就是由黃芩、黃連、黃柏三種藥粉調和成的藥膏，貼敷於痛風發作的部位，作為針灸療法的輔助療法；緩解期取三里、三陰交、風市、豐隆、曲池、陽陵泉、太沖及照海等穴位。

2. 依痛風發作部位

配合痛風發作部位來決定局部治療的穴位，例如痛風發作於腳拇趾時，所取的穴位為太衝、太白、三陰交等；發作部位在腳踝，則取中封、崑崙、解溪、丘墟、委中、絕骨等穴位；發作在膝關節時，針灸可取犢鼻、陽陵泉、曲泉等穴位；發病部位在手腕關節的話，針灸可取陽池、外關、合谷、太衝等穴位；在手肘的話，則針灸可取合谷、曲池、手三里、尺澤等穴位。

3.耳針療法

取神門、肝點、腎點、脾點、皮質下等穴位。針灸療法的療程一次約為一個月，一週施行三次，共十二次。

此外，外敷療法是將三黃膏，也就是由黃芩、黃連、黃柏三種藥粉調和成的藥膏，貼敷於痛風發作的部位，作為針灸療法的輔助療法。

雖然針灸治療對於痛風的治療有一定的效果，但是並非所有的痛風患者都適合進行針灸治療，患者必須在進行針灸治療之前，先了解關於針灸治療的注意事項，避免因為治療不當反而使病情加重。

1. 針灸療法只能作為輔助的治療方式，患者不能單純依靠針灸來治療痛風。

2. 有嚴重併發症的患者以及皮膚、關節部位受到感染的患者，不宜使用針灸療法。一旦皮膚出現傷口，就必須要預防細菌入侵關節，導致蜂窩性組織炎，使痛風症狀加劇。

3. 進行針灸治療時，患部要進行嚴格的消毒，以免因為消毒不徹底而產生併發感染。

4. 接受針灸治療的期間要注意控制飲食、適當的運動，增加身體的抵抗力，維持針灸的治療效果。

改善痛風的穴位按摩

穴位按摩是居家就可以做的保健方式，讓痛風患者除了飲食控制、運動之外，還多了一項可以保健身體的選擇，利用穴位按摩幫助身體提高代謝功能，減少尿酸的堆積。

1. 合谷穴

・位置

位於虎口中央，左右手對稱。

・按摩方式

以右手大拇指指尖按壓合谷穴，持續五秒後放開，休息二秒再按。重複以上動作五十次，換左手手大拇指尖按壓右手合谷穴。

・功效

調理氣血、通絡止痛、促進代謝，舒緩關節處的疼痛。

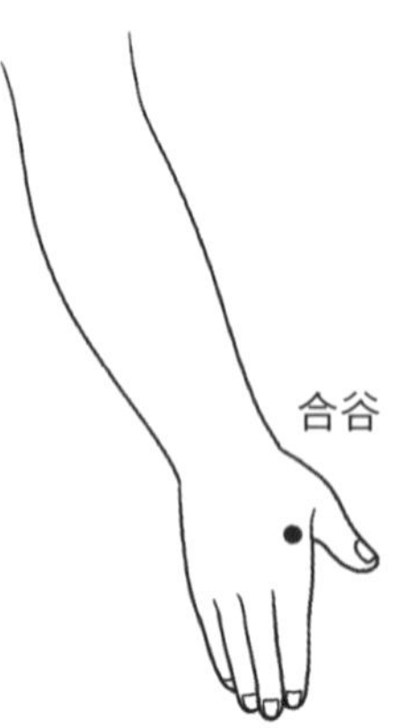

2.太白穴

・位置

位於腳踝內側往上四指橫寬處，左右對稱。

・按摩方式

用大拇指指腹按壓太白穴，作圈狀按摩約二分鐘。

・功效

強化脾臟、減緩腳趾頭關節的疼痛。

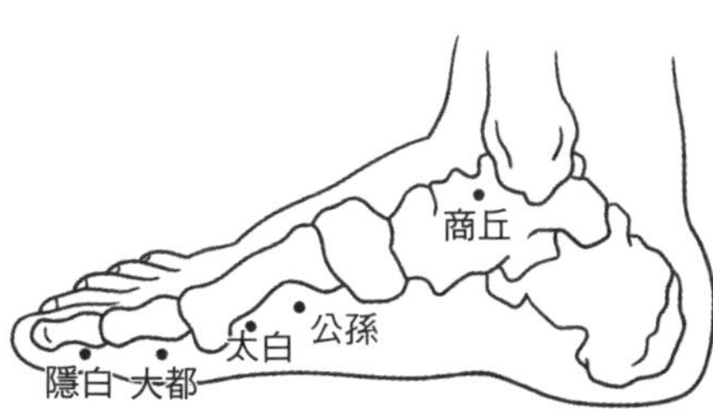

3.公孫穴

・位置

位於腳板內側邊緣，大拇趾下方最突出起關節末端，往腳後跟方向橫移約二指寬處，左右對稱。

・按摩方式

用大拇指指腹按壓，作圈狀按摩約二分鐘。

・功效

調調理氣血、促進脾臟功能、減緩疼痛。

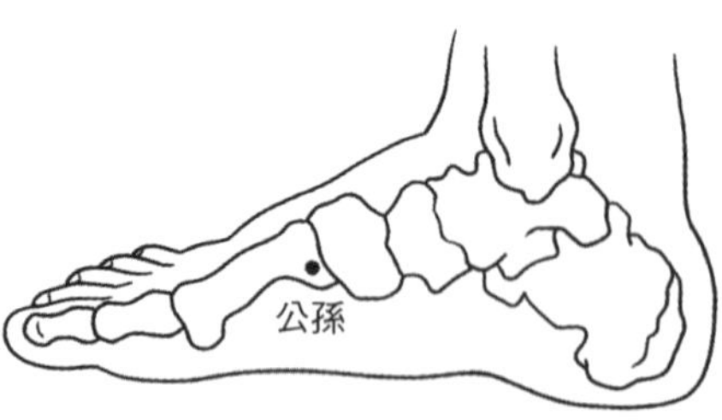

4. 三陰交穴

・位置

位於腳踝內側往上四指橫寬處。

・按摩方式

左右對稱按摩，用食指指腹按壓，作圈狀按摩約一分鐘。

・功效

強化肝、腎功能、促進新陳代謝。

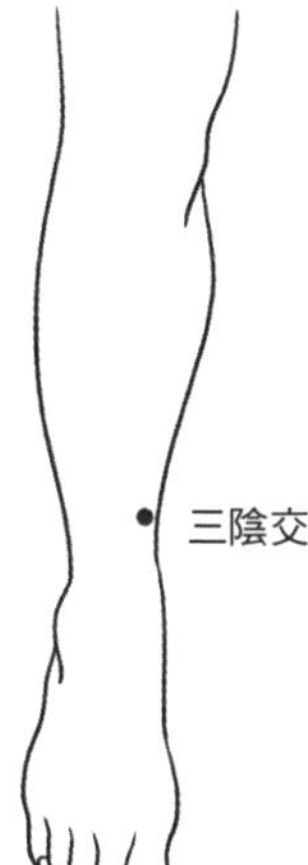

5. 太沖穴

・位置

位於腳背、大拇趾與食趾分岔處，腳背最高點前的凹陷處。

・按摩方式

用大拇指按壓，採逆時針方向按揉約二分鐘。

・功效

緩解疼痛、強化代謝。

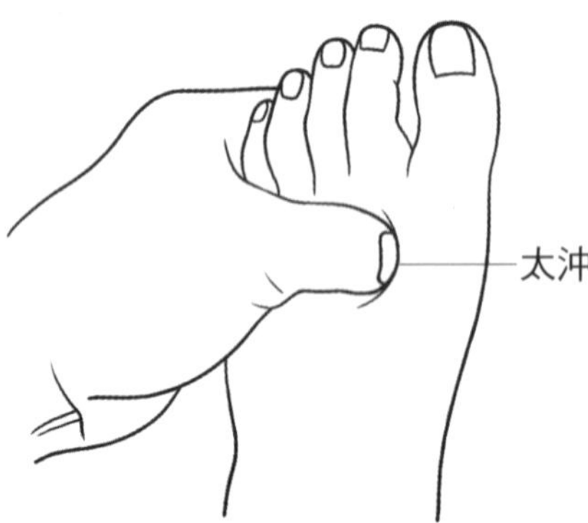

中醫對於痛風的食療

介紹幾種中藥對於痛風的食療，由於每個人體質不同，服用之前患者應該與專業中醫師討論，選擇適合個人的食療方案：

1. 蓮芡龍藕湯

・材料

蓮藕一兩、芡實一兩、蓮子一兩、紅棗一兩、桂圓肉五錢、冰糖適量、蜂蜜適量。

・作法

a. 將蓮子、芡實洗淨後浸泡二小時。

b. 鍋內放水十二杯，加入蓮藕、蓮子、芡實，大火煮開後改小火煮至熟爛，再放入紅棗、桂圓肉，再煮三十分鐘後加入冰糖，放涼之後加入蜂蜜即可。

・食用方式　**溫服**

蓮子、芡實浸泡 2 小時

蓮藕、蓮子、芡實燉熟，
再放入紅棗、桂圓肉，
煮三十分鐘後加入冰糖

放涼後加入蜂蜜

2.土茯苓粥

・材料

土茯苓30克、粳米50克、生米仁50克。

・作法

a.土茯苓碾粉。

b.用粳米、生米仁煮粥，再加入土茯苓粉拌勻，煮沸後食用。

・功效

土茯苓可以增加尿酸的排泄，可用於防止痛風發作。

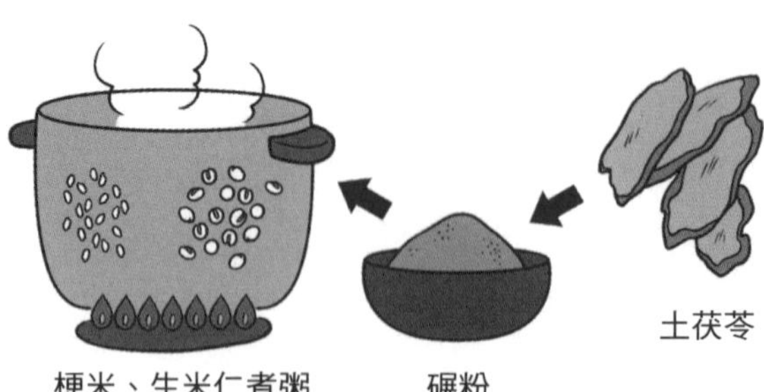

3.山慈姑蜜

・材料

山慈姑6克、蜂蜜適量。

・作法

a.山慈姑煎汁，加入蜂蜜調服。

・功效

山慈姑含有秋水仙鹼等成分，適用於濕熱型的急性痛風發作期，但是體質虛弱的人要慎服。

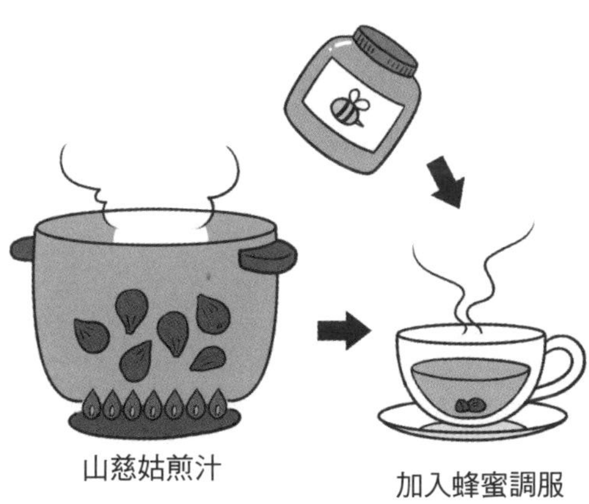

4. 芝麻桂膝糊

・材料

桂枝20克、懷牛膝20克、黑芝麻120克、麵粉500克。

・作法

a. 桂枝、懷牛膝研磨成細粉，黑芝麻搗碎。

b. 所有材料與麵粉混合均勻，蒸熟後再放入鍋中以文火炒黃，裝瓶。

c. 每日服用三次，每次20克，以溫水沖成糊食用。

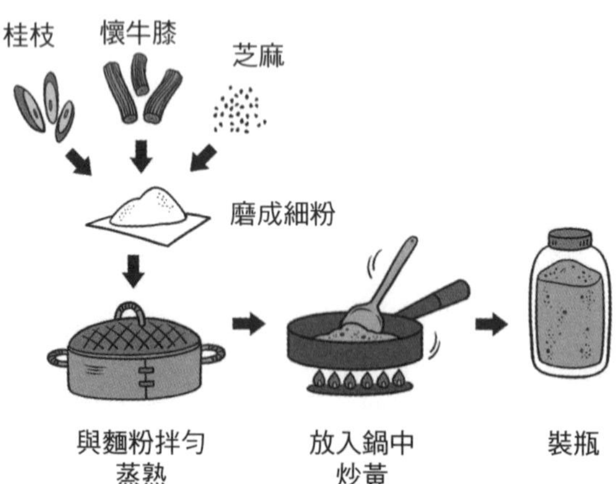

4. 鮮茅根飲

・材料

鮮茅根30克、滑石30克。

・作法

a. 鮮茅根洗淨後用刀背輕輕敲扁，去除硬芯；滑石裝入藥袋，與鮮茅根一起放入杯中，以沸水沖泡，三十分鐘後可以飲用。

・功效

鮮茅根清熱利尿，涼血止血；滑石利水通淋。這種茶飲適合痛風合併腎結石的患者飲用。

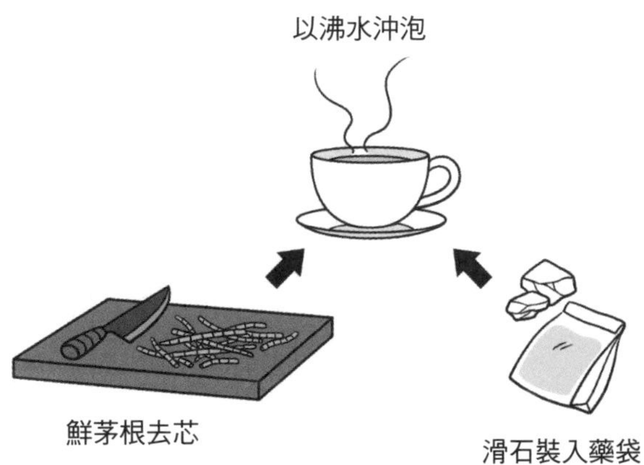

5. 粉苓馬蹄湯

・材料

粉葛、土茯苓、馬蹄各半斤（鮮品），桑枝、茅根、生薏仁各一。

・作法

a. 各鮮品去皮、切塊。

b. 所有材料以清水十碗煮約一小時即可服用。

・功效

粉葛生津止渴；土茯苓解毒祛濕，通利關節；桑枝祛風濕，消腫；茅根涼血止血，清熱利尿。

此方適合熱性體質的患者服用。

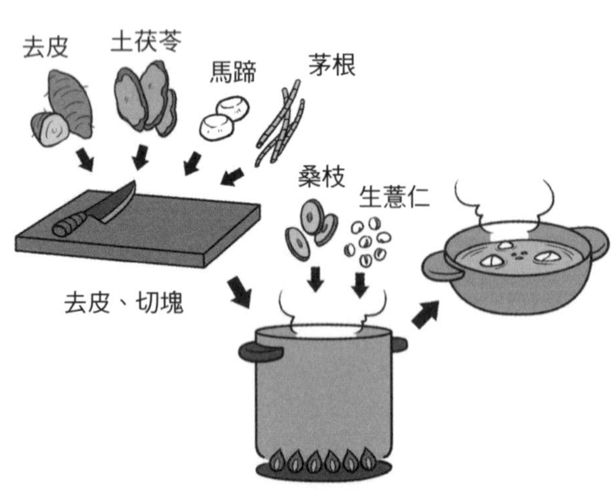

以清水十碗煮約一小時

第 5 章

痛風患者的調養

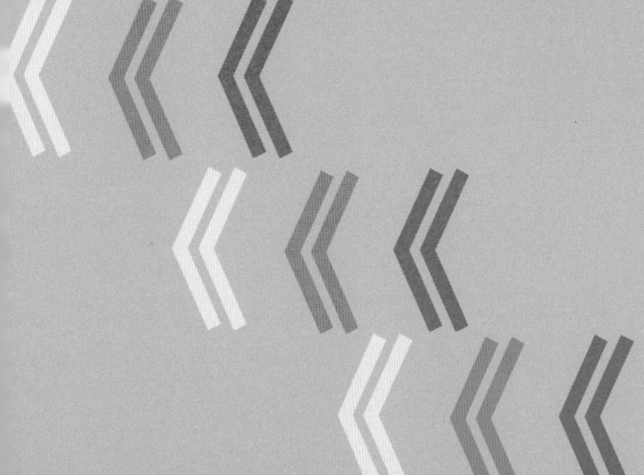

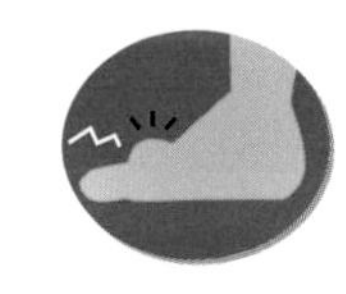

痛風發作如何調控

當疼痛發作時，最好的治療其實就是服用消炎藥的，除此之外，還有以下緊急措施來緩解疼痛：

1. 服用藥物

當急性痛風發作時，首先應該先服藥，因為急性痛風發作時最重要的就是消炎。如果剛好身邊沒有醫生開立的藥，可以自行到藥局購買消炎止痛藥。要特別注意的是，患者千萬不要自行到藥局購買降尿酸的藥物服用，因為如果血中的尿酸值變動太劇烈，可能會引發另一波的急性痛風性關節炎，造成反效果。

2. 安靜地休息

痛風通常發作於晚上，疼痛慢慢增加，持續約二十四小時。有些患者在發作時為了減輕疼痛，會搓揉、按摩患部，將雙腳浸泡在熱水中，或是強行把彎曲的指頭拉直，其實這些都會造成反效果。當痛風患者關節感到疼痛時，應該要先安靜地躺下來，不要隨意移動患部，也不要過度走動或是使用患部，以免疼痛更加劇烈。

3.抬高患部

當痛風發作時，可以將患部抬高到比心臟高的位置，如此可以避免血液滯留在患部的靜脈處，減緩疼痛感。如果痛風發作的部位在腳部，可以平躺並且利用枕頭將患部墊高。

4.冰敷

痛風是急性發炎的表現，患部會出現紅腫痛熱的症狀，因此，當痛風發作時，為了減輕患部的疼痛感，應該採用冰敷的方式來緩解疼痛。在施行冰敷時，有幾點原則需要注意：

a.使用冰敷袋或毛巾包裹冰塊進行冰敷，避免冰塊直接接觸患部皮膚，以免造成凍傷。

b.每次冰敷低於三十分鐘，並且要間隔十分鐘以上才可以再次冰敷。

c.如果冰敷之後疼痛得到緩解，便可以停止冰敷，使患者安靜休息即可。

5.儘速就醫

緩解疼痛的方法

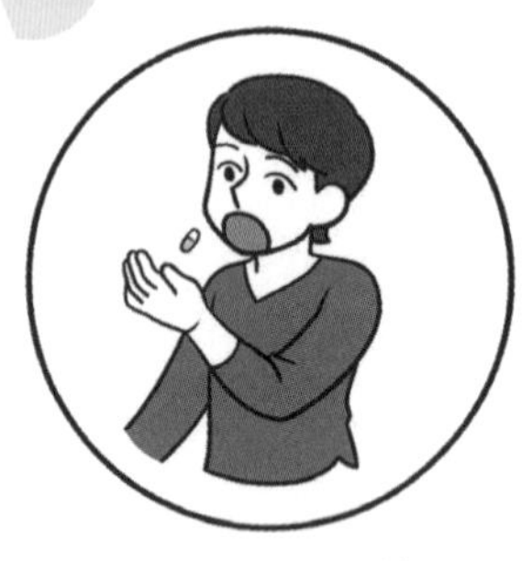
服用藥物

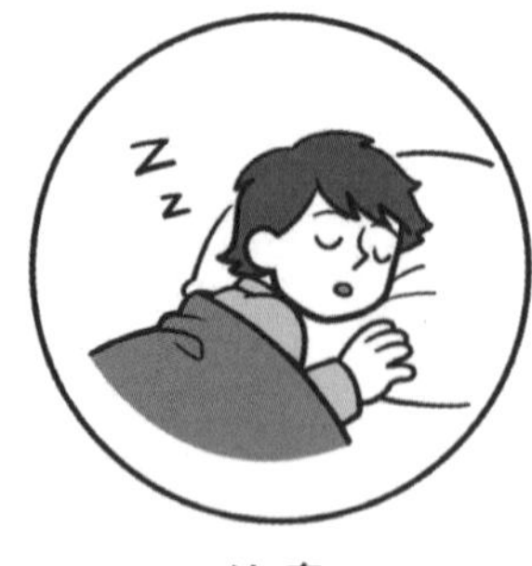

休息

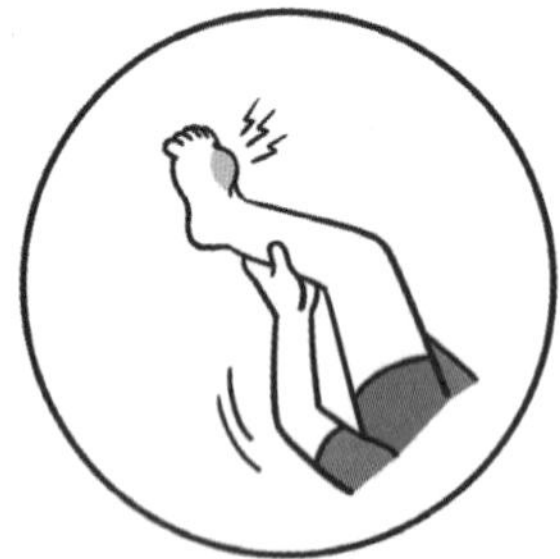
抬高患部

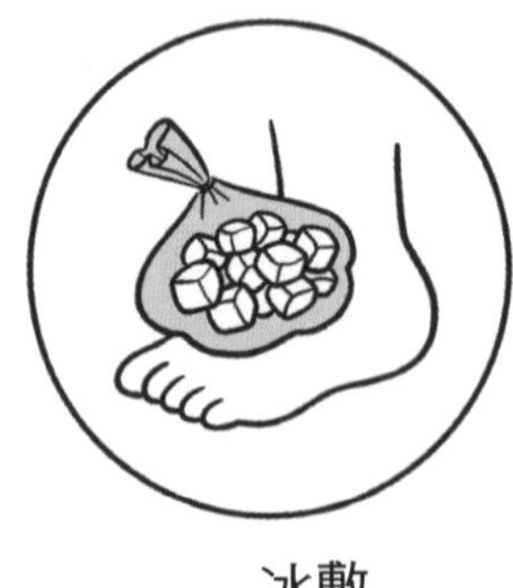
冰敷

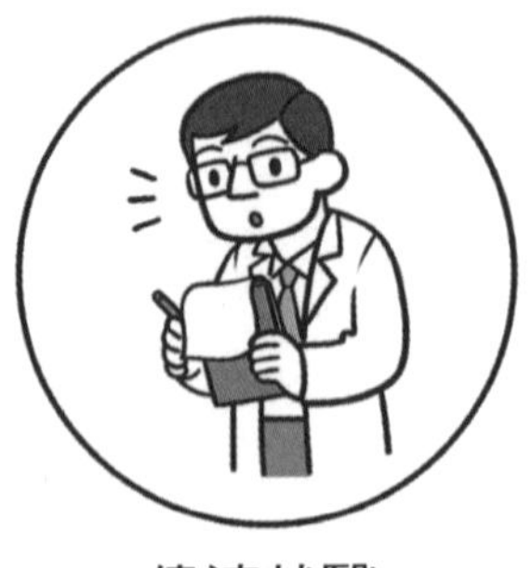
儘速就醫

當痛風發作時，最有效的方式就是透過藥物，在短時間內緩解疼痛。但是，如果患者每次發作時都強行忍耐，僅靠止痛藥物、冰敷的方式，長期下來只會使病情更加嚴重與複雜。最正確的處理方式是儘速就醫，接受專業醫生的治療，才能透過各種方式針對根本的問題進行適當的處置，降低痛風發作的頻率，恢復患者的生活品質。

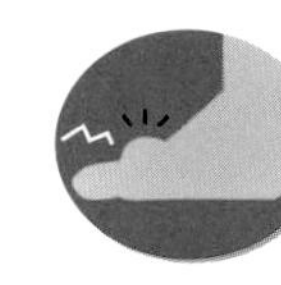

日常生活需注意的事項

治療痛風是一條漫長的道路，患者要時刻注意自己的病情，除了定期回醫院檢查之外，還要按時服藥，並且遵照醫生的囑咐，在生活上做到自我管理，注意飲食、運動、壓力等方面，維持良好的習慣，同時也應該注意痛風的日常照護。以下列出幾點生活上要注意的事項，供大家檢視目前的生活型態，只要把握住幾點原則，就可以過得和普通人一樣。

1. 按時服藥

痛風發作最大的原因就是尿酸值過高，因此痛風患者平時保養的目標就是將尿酸值控制在0.6mg/dl的正常值，或是比正常值稍低就可以了，因此按時服藥對痛風患者來說就顯得非常重要。雖然痛風是一種慢性病，需要長期持續治療，但是並非絕症，以現今的醫療技術而言，只要按照醫生的囑咐，定時服藥，並且定期回診追蹤，加上生活習慣的改變，通常病情都可以獲得良好的控制。

2. 飲食均衡定量

在以前的觀念中，痛風患者最好完全不要攝取含有高普林的食物，但是現代醫學卻強調飲食的均衡。除非痛風患者正好處於發作期，否則應該可以適量地攝取各種食物，包括高普林食物在內。

身體機能運作需要各種營養，長時間缺乏某一類食物反而會造成營養不良，使體內的各種生理運作不平衡，因此，痛風患者在緩解期應該對於各種食物都均衡攝取，但是也別因為如此就沒有控制。

3. 規律的作息

規律的生活可以幫助痛風及高尿酸血症患者養成良好的生活習慣，並且對於減輕壓力也很有幫助，而定時就寢是規律的生活其中一項要素。人體在睡眠時可以得到休息，體內的臟器也會在睡眠時間得到修復，因此定時就寢對每個人來說都很重要。

不規律的生活會讓生理時鐘紊亂，內臟和自律神經功能也會失調，長時間日夜顛倒或是熬夜，就算是健康的人也會逐漸使身體受到損壞，何況痛風患者本身的腎臟機能就比較弱，更加容易造成身體負擔，隨時引起痛風發作，甚至併發症的危險，面對壓力時，也不容易排解。

4.避免衝擊性動作

痛風患者的關節部位長期受到尿酸鹽結晶的侵蝕，因此比較脆弱，平時的活動應該多注意保護關節，不要做一些會衝擊到關節的動作，以免使關節受損。例如爬樓梯或下樓梯時要緩慢，太急或是太用力都會造成過度使用膝關節；運動前一定要做暖身操，走路時也應該使用注意正確姿勢，不因為姿勢不良而過度使用膝蓋。此外，有許多人平時會做折手指、腳趾關節的動作，痛風患者應該要避免這一類的行為，以免使關節受傷。

5.做好關節部位的保暖

尿酸鹽結晶在溫度低的時候會降低溶解度，因此，當天氣寒冷或是夜晚時，痛風較容易發作，此時，痛風患者應該多注意關節部位的保暖。例如在寒流來襲時，睡前泡個溫水澡，或是使用電暖爐或電毯、懷爐等設備來使關節處保溫；穿上保暖的衣物、襪子、手套等或是護膝，保護末梢神經不受寒冷的侵襲。

另外，如果痛風患者通常發作的部位在腳踝或是腳趾處的關節，就應該要避免穿太緊的鞋子或是襪子，以免造成腳掌的血液循環不良，使患部感到不舒服，襪子以合腳為主，鞋子的寬度要可以伸進一根手指為主。

痛風患者需避免的行為

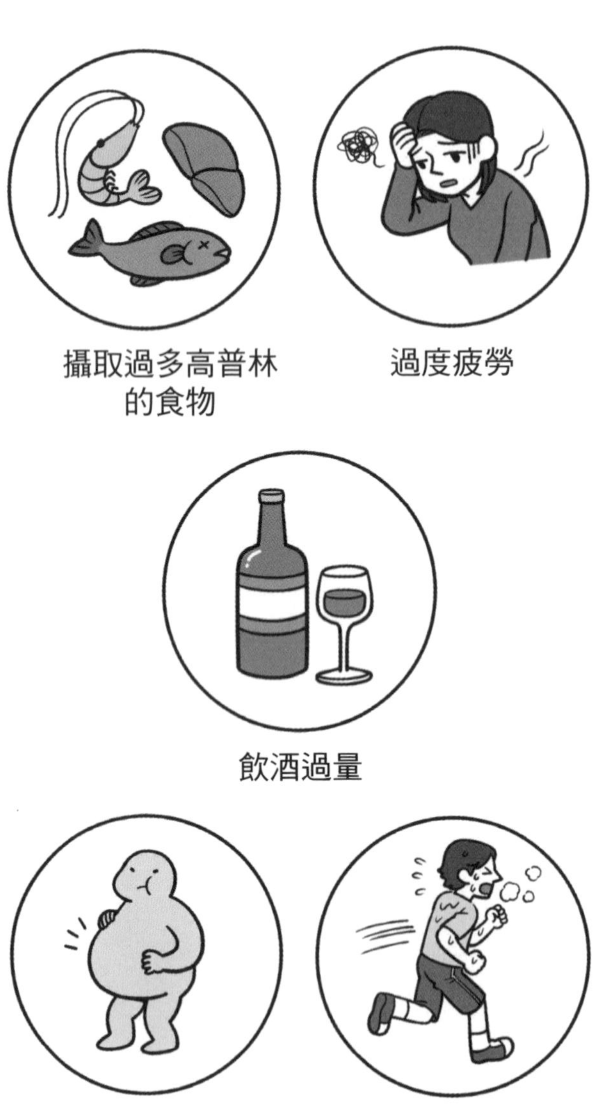

攝取過多高普林的食物

過度疲勞

飲酒過量

肥胖

過度激烈運動

痛風好發的季節與時間

由於尿酸容易在低溫之下產生結晶，因此有些人認為冬天最容易痛風發作。除此之外，夏天天氣炎熱，流汗量增加，造成體內水分減少、尿酸濃度升高，也容易產生尿酸鹽結晶，所以也有人認為夏天也是痛風的好發季節。

根據臨床的統計，急性痛風發作的原因，有些人是因為暴飲暴食，一下子攝取了過多含普林的食物；也有人是因為連續加班、過度勞累造成痛風發作；還有一些情形是因為關節局部受損、呼吸道感染，甚至房事過度，引起痛風發作。因此，目前醫學界認為，痛風發作與季節沒有太大的關聯，最重要的是妥善管理尿酸值。

四季的保養方式

1. 春季

春季是一年的開始，也是傳染病容易流行的季節。痛風患者在春季要預防感染各種傳染病，因為本身的免疫力較差，容易受到病毒及細菌入侵體內，加上血尿酸濃度較高，病毒與細菌更加容易在患者體內繁殖，因此痛風患者在春季，應該謹慎防範受到傳染病的感染。春季應該要預防的疾病有肺結核、尿路發炎、牙周發炎等，痛風患者應少去公共場所，注意口腔衛生，養成飯後及早晚刷牙的習慣，室內儘量保持空氣流通。

2.夏季

根據臨床經驗，因為夏季容易出汗，加上許多痛風患者有肥胖的症狀，就會比一般人更容易排汗，大量排汗會造成體內的排尿量減少，因此提高尿酸的濃度；另一方面，夏季室內的空調溫度低，容易刺激腎上腺素增加分泌量，促進代謝，提高尿酸值。加上痛風患者的抵抗力較弱，夏季室內、外的溫差大，容易導致感冒，引起各種併發症。因此，痛風患者在夏季應該在有空調的室內做好保暖措施，並且大量補充水分。也有醫學家認為，痛風容易在夏季發作，可能與大量飲用啤酒與食用海鮮有關。

3.秋季

由於長期的高尿酸症狀使痛風患者體內的白血球吞噬能力減弱，造成免疫力下降，因此痛風患者較一般人的抵抗力差。秋季的氣候多變，時常有早晚溫差大的情形，痛風患者應該要注意氣候變化增減衣物。

如果換有併發症的痛風患者就要更加注意保養，尤其是天氣冷熱變化大，溫度下降除了容易引發痛風之外，還會造成血流速度緩慢，誘發心血管疾病。除此之外，秋季氣候乾燥，痛風患者應注意隨時補充水分。

4. 冬季

由於冬季天氣寒冷，大部分的人都會減少戶外活動，而且容易攝取過多高熱量的食物。因此，對於痛風患者來說，在冬季應該更加注意控制飲食，避免飲食不當加重病情。

寒冷的氣候會促進體內代謝的速度，導致尿酸值升高，因此，保暖度對於痛風患者來說尤其重要。痛風患者容易合併末梢神經炎，常出現手足凍傷卻不自知的狀況，造成細菌侵入，造成感染。因此痛風患者應該時常注意自己身體各部位的變化，如有異樣應儘快就診。此外，各種心腦血管疾病容易在冬季發作，患有併發症的痛風患者應更加注意，除了控制好尿酸值以外，還應該經由醫生診斷，決定是否應該服用改善心、腦血管病變的藥物。

為什麼痛風患者要勞逸結合

許多痛風患者有共同的特點，就是壓力大、工作忙、起居不正常、幾乎沒有運動以及睡眠不足等，但是，治療痛風大部分要靠患者自己本身來實行，因此，痛風患者應該勞逸結合，學會自我放鬆以及調節。

1.養成定時起床的習慣

定時起床、就寢對於規律的生活很重要。有些人會因為工作忙碌了一週，到了週末時便睡到很晚才起床，以為這樣可以消除疲勞。但是，這樣的做法不但破壞的生活步調，還會使身體代謝的節奏紊亂，造成反效果。為了健康的身體，患者要養成假日早上也在固定時間起床的好習慣。

2.每天吃早餐

養成吃早餐的習慣就與培養運動的習慣一樣，是一種觀念，只要觀念正確，實行起來就不困難。許多人因為太忙、沒胃口、怕胖或是怕麻煩而沒有吃早餐的習慣，但是不吃早餐的人會造成兩種狀況，一種是飢餓過度後導致食慾不振，另一種就是沒有吃早餐而使下一餐吃更多的東西。這樣飲食不均的習慣，容易造成腸胃方面的疾病，同時也成為糖尿病、膽結石的高危險群。因此，痛風患者應該養成吃早餐的習慣，並且選擇以新鮮天然的食材為主，有助於消除肥胖。

3. 定時進食

三餐進時的時間固定，並且最要緊的是改善不良的飲食習慣。痛風、高尿酸血症和肥胖的關係密切，而造成肥胖的原因就是人體攝取的熱量與消耗的熱量沒有達到均衡所造成。因此，要消除肥胖，就要控制熱量攝取，並且藉由各種方式來增加熱量的消耗。通常肥胖的人都會貪吃，經常在正餐以外，還不斷地吃零食，加上現在的便利商店非常方便，因此任何時候嘴饞，都可以買到想要的零食，因此，在自我管理上來說增加了許多困難。

4. 利用工作空檔活動

工作時要注意每隔一段時間就休息一下。大部分的痛風患者的工作性質為辦公室人員，長期有空調的辦公室中，以同一個姿勢辦公，容易導致肌肉緊張、勞累和疼痛，因此，適度的休息很重要，每隔二個小時就應該站起來活動十分鐘，做些伸展操，除了舒緩肌肉以及筋骨疲勞之外，還可以釋放工作壓力與調整情緒。

5.午休時間充分休息

每天十五至三十分鐘的午睡不僅可以恢復上午的疲勞，消除煩躁與緊張，提高敏銳度和記憶力，還可以減少冠心病的發病率。根據統計，地中海各國冠心病發病率較低，與當地人午睡的習慣有很大的關聯。

6.取得工作與生活的均衡

妥善管理時間，明確的將工作時間與休閒時間區隔出來，並且學習有效率地工作，避免不必要的加班。甚至晚餐之後還可以安排一些活動，消除壓力。

7.避免晚餐時間應酬

過度重視工作的人，常常會在晚餐時間應酬，或是在下班後與同事們聚餐，這種飲食方式往往會造成攝取過多的熱量造成肥胖，如果再加上飲酒，更容易導致痛風的發生。想要攝取均衡的飲食，就要儘量避免外食，養成在家吃晚餐的習慣。同時，與家人一起共進晚餐，還能增進彼此的情感。

8.養成熟睡的習慣

睡眠品質對於健康很重要，有許多方式可以增進睡眠品質。例如睡前聽音樂，使心情放鬆，幫助深入睡眠；泡澡也是不錯的方式，但是要注意水溫不可過高，水溫太熱反而會使精神更好，影響睡眠。除此之外，睡眠時間最好能維持在六至七個小時，使身體獲得充足的休息與恢復，才能使白天的作息規律正常。

好麻煩哦，我可以只吃藥嗎？

當痛風發作時，患者會因為劇痛難忍而下定決心要好好地接受治療，但是當進入緩解期之後，因為本身的工作或是生活上的壓力，發現醫生的生活指導原則實行起來有困難度，因此逐漸鬆懈，到最後只有消極地吃藥控制尿酸，或是在痛風發作時趕快吃消炎止痛藥，或是到醫院就診。雖然這種做法可以在最短時間內緩解痛風發作時的疼痛，但是長期下來並沒有改善身體健康狀況，反而因為生活習慣不良而導致更多疾病。

因此，痛風患者應該要先認清一點，控制飲食和培養每天運動的習慣，並不是為了讓尿酸降低而已，同時也是為了我們自己的健康著想，更可以有效地預防慢性疾病，如糖尿病、高血壓、肥胖症等。

痛風患者需養成的良好習慣

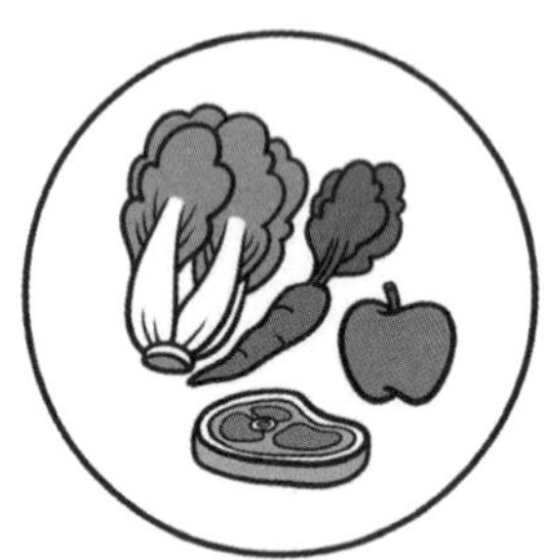

均衡飲食

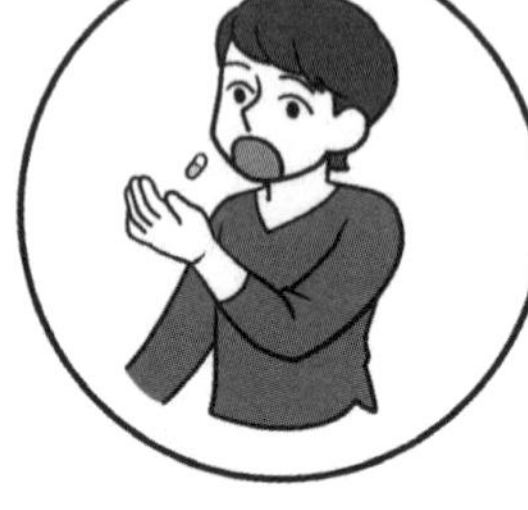

按時服藥

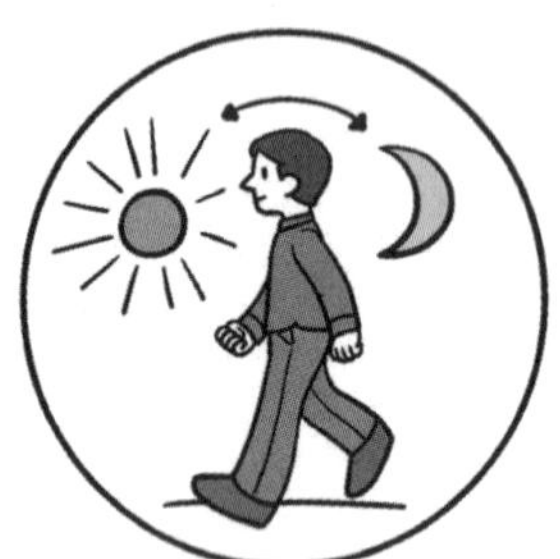

作息規律

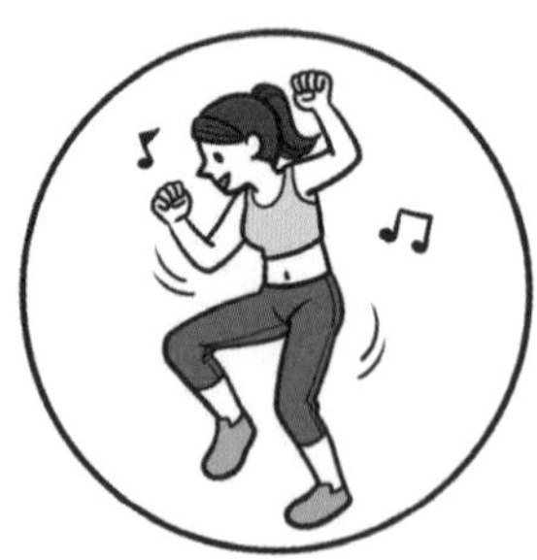

規律運動

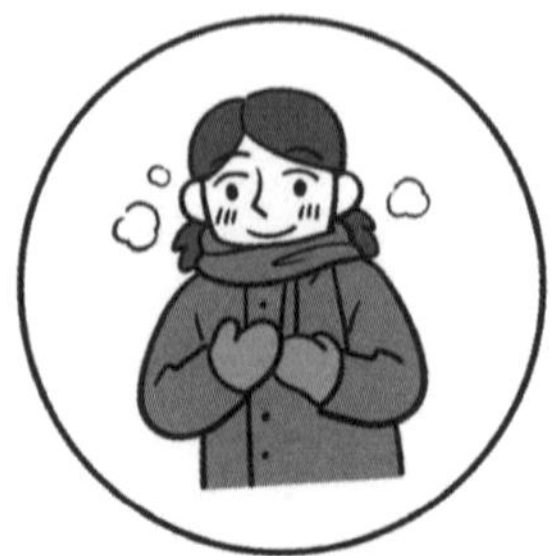

注意保暖

旅遊守則

雖然痛風與高尿酸血症患者外出時，需要比一般人多做一些準備，但是並非如此就代表他們不適合外出旅遊。旅行除了可以增廣見聞之外，還可以轉換心情，釋放平日的壓力，對於患者來說是一項很好的休閒活動，只要注意幾件重要事項：

1. 注意飲食

長途旅行時，痛風與高尿酸血症患者要特別注意飲食，多攝取含纖維質、低膽固醇的食物，也別忘記多補充水分，不要因為外出旅遊就放心大吃，反而造成痛風發作的機會，破壞的旅遊的興致。

如果是搭乘長途的飛機，尤其要注意機內飲食。痛風與高尿酸血症患者長時間坐在飛機裡幾乎沒有活動，因此相對地也沒有消耗太多熱量，因此在訂機票時最好預訂低卡餐，或是選擇多纖維質、少脂肪、少碳水化合物的低膽固醇食品。

2. 避免血液循環不良

如果是短程旅行或是搭飛機短時間就可以到達的國家，對於痛風與高尿酸血症患者來說都不會有太大的問題，但是如果是前往海外旅遊，需要在飛機上過夜，患者就必須要注意在飛機上的活動。

長時間坐在經濟艙狹窄的椅子上或造成血液循環不良，對一般人身體健康的人來說都容易感到不舒服了，加上痛風患者本身的代謝不良，更應該多加注意因為血液凝滯引起血栓堵塞，造成肺梗塞的現象，例如經濟艙症候群。因此痛風及高尿酸血症患者在搭乘飛機進行長途旅行時，應該多起身走動、伸展，促進腳部的血液循環。

3. 按時服用藥物

如果是國內旅遊，就照原本應該服藥的時間按時服藥，如果是海外旅行，患者可以在飛機內調整時差，以當地的時間為準按時服藥。

如果有外出旅行的計畫，痛風及高尿酸血症患者應於旅行前回診，請醫生開立多幾天的藥量，並且在準備行李時，將藥品分別放置於托運的行李箱與隨身行李中，以防萬一行李遺失時無法按時服藥，造成痛風發作的危險。

4. 注意保暖

溫度較低的時候，尿酸濃度會增高，造成痛風發作的機會提高，如果旅行的地點氣溫較低，痛風與高尿酸血症患者要記得攜帶保暖的衣物，例如羽絨衣、厚襪子、手套等，而且也要注意末梢、關節處的保暖。除此之外，為了避免在旅遊時痛風發作，當地就醫需要的醫療費用，也可以洽詢保險人員，提供短期旅遊的保險建議。

只要將藥物、保暖衣物準備好，旅途中多注意飲食及適度的活動，痛風與高尿酸血症患者就可以放心外出旅行了。

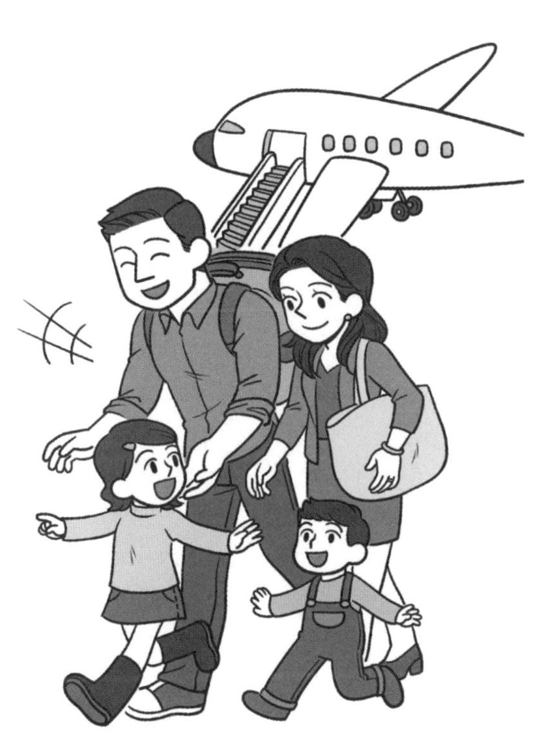

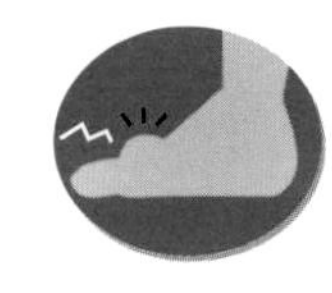

飲食需注意的事項

1.不暴飲暴食

尿酸過高是造成痛風發作的主要原因，而人體內的尿酸由兩個來源產生，一個是體內細胞的新陳代謝，另一個是每天所攝取的食物，兩種不同來源所產生的尿酸量大約是8：2，也就是說，人體內因為代謝產生的尿酸，比由食物中吃進體內的多出很多，因此，以往過度的限制痛風患者的飲食並非必要的作法。

在暴飲暴食之後容易引發痛風，原因是體內的尿酸濃度原本就已經過高，在攝取過量飲食之後，大量的食物短時間導致體內尿酸濃度暴增，使身體無法承受，因此造成痛風發作。

由此可知，痛風患者在飲食方面一定要把握「不暴飲暴食」的原則。可以均衡攝取各種食物，但是不要過量，而且也不要在短時間內只吃某一樣食物。要特別注意的是，在痛風發作期間，就必須嚴格限制普林含量過高的飲食。

2.只吃七分飽

除了遺傳因素之外，根據臨床統計，高尿酸血症的患者通常都有飲食過量的情況。

造成飲食過度的原因，其中之一是因為進食速度太快，導致中樞神經還來不及將飽足的訊息傳遞給大腦，因此在未意識到自己吃太多的清況之下，就已經吃進過多的食物了；另外一個原因則是用餐時間過長。有些人在下班後或是週末，因為心情放鬆就悠閒地用餐，但是如果用餐時間過長，中樞神經也不會送出飽足的訊息，因此造成過度飲食。

3.儘量避免不規律的飲食

飲食不規律有幾種不同的類型，其中之一就是沒有定時定量，這也是許多上班族的通病，有時候兩餐之間隔了太久時間，有時候又在短時間內連續進食。長時間處於空腹狀態，身體就會啟動對於肌餓的機制，將食物的熱量轉換成脂肪儲存在體內，以防止再度感到肌餓。換句話說，用餐時間不規律，就會變成容易儲存脂肪的體質。因此千萬不要因為上一餐吃太多，就停止一餐不吃，反而會造成脂肪堆積。

此外，吃飯時不專心也會造成中樞神經運作緩慢，例如邊看電視、報紙邊吃飯，不知不覺中就會過度飲食。還有一種飲食不規律，就是「壓力性飲食」。當感到焦躁不安時，許多人選擇用吃東西來解除壓力，而且會比平常更想吃醣質高的食物。醣類雖然會撫慰人的心情，但也會造成肥胖，壓力的問題，還是以適度運動來舒緩較恰當。

4. 避免吃點心及消夜

現代人工作忙碌，往往到了下班後才有時間好好的吃飯，但是，人體的副交感神經會運作，讓身體能夠休息並且將攝取的養分儲存起來，因此，如果晚上太晚進食，就會造成脂肪的堆積。依照身體的運作方式，最好在睡前三小時不要飲食，晚餐也儘量以低熱量、糖分少的食物為主。

有些人在睡前一定要吃點心，但是點心類的食物如甜點、餅乾或是蛋糕通常糖分與熱量都很高，會形成中性脂肪造成肥胖，提高痛風發作的危險。為了自身健康著想，無論如何一定要戒除睡前吃消夜的不良習慣。

5. 多吃當季魚類

魚油中的EPA（二十碳五烯酸）是一種特殊的不飽和脂肪酸，具有許多有益血液循環的成分。EPA除了能夠清除附著於血管壁上的膽固醇與硬化斑，使血液中不好的膽固醇下降，維持血管良好的彈性與通透性，預防血管阻塞、血栓及不正常的血液流動，預防中風及心肌梗塞；它還能降低三酸甘油脂的量，避免脂肪堆積，預防動脈硬化的情況發生。

鮪魚、鰹魚、青花魚等背部呈藍色的魚類，皆富含豐富的不飽和脂肪酸EPA與DHA，可以經常食用。不新鮮的魚類，脂肪會氧化，產生有害物質，因此在選購魚類的時候，要注意新鮮度。

6.改變調理食物的方式

中國人烹調時，習慣使用大量的油脂，但是相較於蛋白質與醣類，人體只需要一點脂質，就可以產生很大的熱量，過多的脂質則會變成脂肪積存在體內，導致肥胖。完全不攝取脂質對於身體健康也會造成傷害，脂質不足會導致膽汁、性荷爾蒙及腦細胞生成的功能降低，也會造成人體吸收脂溶性維生素的障礙，因此攝取過多與太少的脂質都會造成人體的機能失調。

為了攝取適量的脂質，在烹調食物時應該注意儘量選擇平底鍋或不沾鍋，減少油脂的使用量，並且以蒸、烤、燙、滷等方式代替炒、炸的料理方式；油脂含量高的食物，可以先用水煮過，除去過多的油脂。

在食材的比例上，多使用低熱量、纖維質高的食物來增加料理的分量。除此之外，油品的選擇也儘量以橄欖油、亞麻油、苦茶油等植物性油脂。

7. 適量攝取醣質

醣質就是碳水化合物，是身體能量的來源之一，人體中的腦、神經系統、肌肉、紅血球運作都只有依靠醣類分解後的葡萄糖產生的能量，因此，如果為了擔心肥胖而完全不攝取醣類，會造成容易疲勞、大腦的功能障礙，同時也會使人體的抵抗力降低。

醣類一天的攝取量為一百克以上，除了平日的主食中含的澱粉之外，還有水果中富含的葡萄糖、果糖、牛乳中的乳醣、麥芽糖、蔗糖都含有醣類。就結構而言，多醣類的結構較複雜，因此人體的吸收與分解都較慢，多醣類包括澱粉、糊精、纖維質以及肝醣等。

飲食原則

痛風常因為飲食不當而引起，因此在食療過程中，要注意選擇合適的方式：

1. 知道自己的適當飲食量

痛風患者治療的方式除了藥物治療之外，還有生活習慣、飲食及運動。要進行食療，必須先了解自己的BMI值，算出標準體重之後，才可以知道每天應該要攝取多少熱量，檢視自己的飲食習慣，然後才能進行熱量的控制。

BMI的計算公式為：

標準體重（公斤）＝身高（公分）×身高（公分）×22

一天攝取的適當熱量（大卡）＝標準體重×一公斤標準體重所需的熱量

每種不同性質的工作，每公斤標準體重所需的熱量也會有所不同。一般來說如下表：

工作性質	每一標準體重所需熱量	工作類型
重勞動者	35～40大卡／公斤	運動選手等
普通勞動者	33～35大卡／公斤	經常要站著的工作員等
輕度勞動者	25～30大卡／公斤	上班族等
極輕度勞動者	20～25大卡／公斤	常坐在位子上的工作人員

只要能遵守依照標準體重計算出來的總熱量，又同時兼顧到營養均衡的話，就一定可以降低尿酸值。

2.控制含普林食物的攝取

根據近年來的醫學研究發現，從食物中攝取的普林含量遠遠小於人體經由代謝產生的普林含量，而且從食物中攝取的普林，其中一部分在腸內細菌分解後會因為無法吸收而排出體外。因此，現今醫學上治療痛風，已經不像從前完全限制含普林的食物，而是以營養均衡為主，適量的攝取各種食物。

但是有一點要特別注意，就是普林含量高的食物，如動物內臟、海鮮、肉湯等通常也是高熱量、高膽固醇的食物，如果攝取過多容易造成動脈硬化，也容易引起併發症，所以在攝取上應該要控制。另外「痛風患者不能吃豆類」，這是多數病患存在的錯誤觀念。國內外研究報告指出，植物性蛋白質與痛風無關，低量攝取豆製品並不會引發痛風發作。

普林的特質是容易溶於水，所以在調理含有普林的食物時，可以儘量選擇水煮或是滷的方式，但是千萬不要再將湯汁拿來調味或是攪拌在白飯中。冬天是大家喜愛吃火鍋的季節，痛風患者在吃火鍋時，最好先放蔬菜，吃完之後再放肉品，因為肉類的普林溶於湯中，會被蔬菜吸收。此外，患者應該避免飲用火鍋的湯，以免攝入過多的普林。

3.避免攝取過多動物性脂肪

一公克脂質約有九大卡的熱量，是碳水化合物和蛋白質的兩倍以上，痛風患者在進行食療的過程中，要特別注意不要攝取過多的動物性脂肪，尤其是喜歡油膩料理的人更要特別注意。

脂質所含的脂肪酸分為飽和脂肪酸和不飽和脂肪酸兩種，肉類含有大量的飽和脂肪酸，容易造成血液中的中性脂肪與膽固醇含量增加；魚類則富含不飽和脂肪酸，其中EPA以及DHA具有減少中性脂肪的功能。攝取過多脂肪會抑制尿酸的代謝，並且增加代謝症候群的危險，因此，食用肉類時，最好避開油脂多的部位，選擇瘦肉較多的部位。

4.減少鹽分攝取

臨床上發現，超過一半的痛風患者都有高血壓。預防高血壓最重要的是控制鹽分的攝取，一天的份量應在8克以下。除了烹調用的食用鹽之外，加工食品中也含有大量的鹽分。此外，外食餐飲中，為了讓味道更鮮美，通常也會加入過多的食鹽調味，因此在每日的飲食中，我們所攝取的鹽分通常都比標準值高出許多。

鉀可以幫助人體排出多於的鹽分，因此除了限制鹽分的攝取之外，也要多攝取含有鉀的蔬菜，例如南瓜就是很好的選擇，利用蒸煮的方式，不會造成鉀的含量流失。

順便一提，經由蒸、煮方式料理的飲食，要注意不要使用過多的油、醬汁、美乃滋等，才不致於增加太多鹽分或熱量，造成反效果。

5.飲酒要適量

酒精所含的乙醇在人體中會產生大量尿酸，並且，酒精促使體內乳酸含量增加，當血液中乳酸含量高達某種程度以上，造成酸鹼平衡破壞、腎小管分泌尿酸不足，甚至會妨礙腎臟排除尿酸的效率，導致過多的尿酸形成尿酸鹽結晶沉積在體內。因此，痛風與高尿酸血症患者，最好能戒酒，如果真的必須喝酒，就一定要控制飲酒量。

除此之外，酒類含有大量普林，尤其是啤酒、紹興，少量飲用造成的血尿酸值上升需要幾個小時才能恢復，如果長期大量飲用，則會使身體一直處於高尿酸值的狀態，隨時都會誘發痛風。另一方面，酒類的熱量也相當高，飲酒過量有可能造成肥胖，因此，從酒類攝取的熱量應該控制在總攝取量的10％以內，儘量挑選可以摻水的酒類，時常必須應酬的人，也應該適度休息，使肝臟有恢復的機會。

6.攝取足夠水分

身體健康的人一天的排尿量約有1.2公升，而高尿酸血症與痛風患者為了排出多餘的尿酸，最好能夠達到2公升排尿量，因此，必須經常補充水分，增加排尿次數。

同時，攝取大量的水分使尿液量增加，同時就會有更多尿酸溶解在尿液中，避免尿酸形成尿酸鹽結晶沉積在腎臟及尿路，造成結石與功能障礙。除了水之外，可以選擇無糖的茶類，此外，不添加食鹽的番茄汁、果菜汁也屬於低熱量的飲品，除了補充水分，還具有鹼化尿液的功效；含糖的果汁及飲料則應該避免。

患者應隨時補充水分，而不是等到感覺口渴才喝，因為當自律神經將口渴的訊號傳達到大腦時，身體其實已經有輕微脫水的現象了。此外，在天氣炎熱的夏天，或是大量流汗之後，應該要頻繁地補充水分；就寢前養成喝杯水的習慣，可以稀釋隔天早晨呈現酸性的尿液。

7.積極攝取蔬菜、海藻類食物

積極攝取蔬菜、海藻類可以增加尿酸溶解，使過多的尿酸得以排出體外。海藻類當中尤其以海帶、昆布、羊硒菜效果最佳，蔬菜則有大豆、菠菜、牛蒡以及乾香菇等。

水果也能增進尿酸溶解，不過由於水果中通常含有大量果糖，容易被身體吸收造成熱量增加，因此應選擇如草莓、奇異果、西瓜等熱量較低的水果食用。

痛風患者的飲食原則

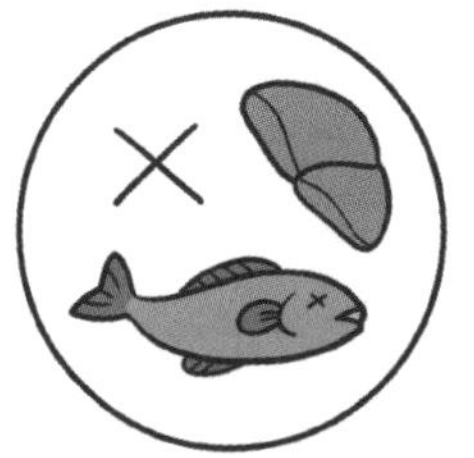

控制攝取含普林食物

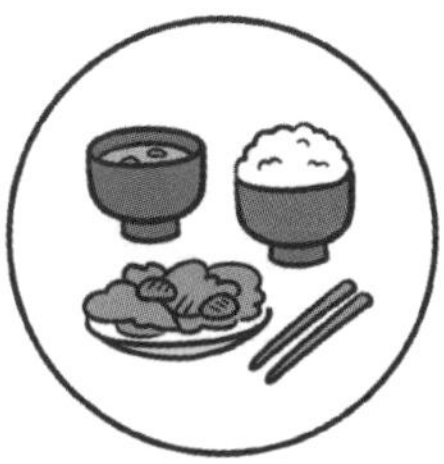

適量飲食

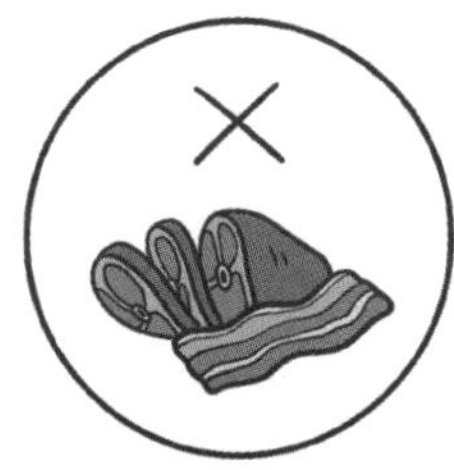

避免動物性脂肪

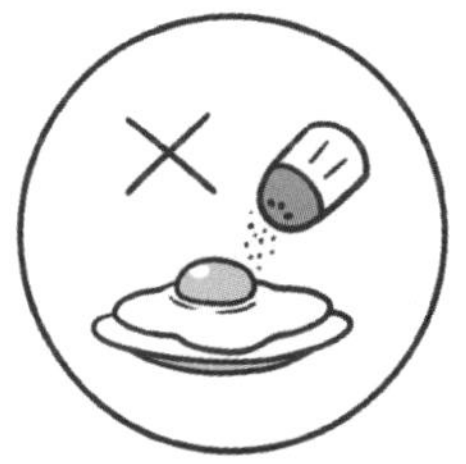

清淡飲食

飲酒適量

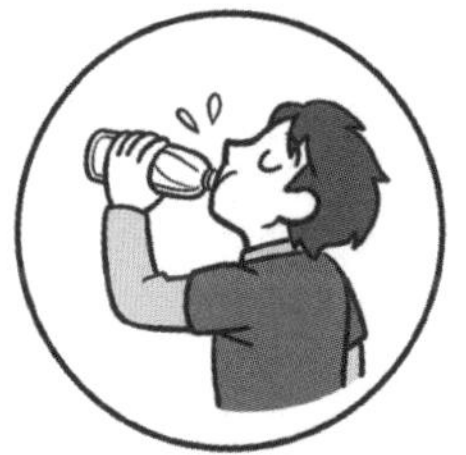

補充水分

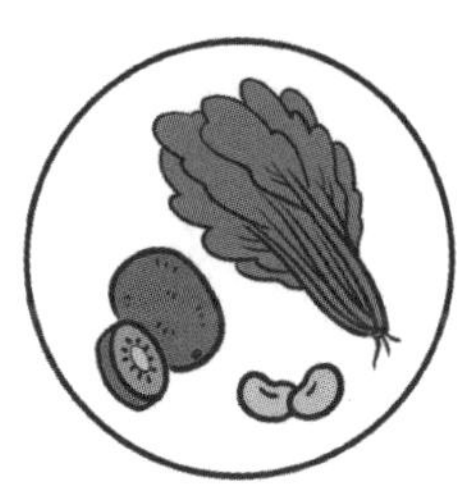

攝取蔬菜、海藻類

飲酒原則

雖然酒類對於健康有不少益處，例如促進血液循環、調整血壓、增強免疫力、消除身心疲勞及紓解壓力等，在職場上也時常會藉由一起飲酒來建立人際關係，但是對於高尿酸血症與痛風患者而言，酒精的壞處卻遠大於好處。

因為酒精在體內形成乳酸，影響到腎臟排泄尿酸的功能，使得尿酸無法及時透過尿液排出，導致尿酸值升高。此外，飲酒過量會加快體內新陳代謝的速度，使肝臟製造出過多的尿酸，身體無法及時將過多的尿酸排出體外時，就會造成尿酸鹽結晶的沉積。

痛風患者應把握的飲酒原則，就是在發作期絕對不可飲酒，緩節期時則以淺嘗為主。

1. 慢慢喝，淺嚐即止

在短時間內喝下大量的酒精，會造成胃和肝臟極大的負擔，因此，痛風患者和同事、朋友或家人一起喝酒時，應該避免一邊划酒拳，一邊一口氣喝下一整杯酒，喝酒本來是可以放鬆一整天的心情，這種非得要拼個輸贏不可的作法，反而失去了意義。

另一方面，體內突然增加大量的酒精會使尿酸值升高，肝臟會因為無法及時代謝而受損。

2.搭配食物，避免空腹喝

當身體處於飢餓的時候，會更快速地吸收酒精，因此在空腹時喝酒，會對身體造成比較嚴重的傷害，建議在喝酒前要先吃點東西。

在喝酒的過程中，可以搭配一些熱量較低的食物，例如含有蛋白質的魚類、豆腐或是有大量纖維質的蔬菜、根莖類，如此能夠延緩酒精的吸收。

許多人在喝酒時習慣搭配較油膩或是重口味的食物，如此一來會增加許多熱量，甚至有引發痛風的危險，因此建議痛風患者，喝酒時的下酒菜儘量選擇清淡、低脂的食物。

3.多喝水利於酒精的排除

當身體吸收酒精之後，內臟會加速運作，肝臟的代謝速度加快，促使酒精在最短時間內可以藉由尿液排出體外，因此，在飲酒時通常會特別想要排尿，但是因為如此，體內的水分就會快速流失，造成尿酸濃度升高。

因此，高尿酸血症與痛風患者在飲酒時要記得多喝水，避免脫水症的發生，也能預防喝醉。另外，酒精濃度越高的酒類，會使胃和肝臟的負擔越大，建議患者在喝烈酒時加入熱水或冷水稀釋。

4. 隨身攜帶痛風藥物

根據統計顯示，台灣人每年平均喝掉的烈酒有兩千萬瓶，而多數的喝酒場合是在應酬或是宴席中。而且在許多人的觀念中，應酬喝酒也是一種職場文化，不少痛風患者為了工作的關係，在應酬時也無法避免喝酒。雖然對於高尿酸血症與痛風患者來說，醫生建議最好能戒酒，但是如果遇到上述情形時，最好在飲酒前、後都服用降尿酸藥，防止尿酸突然升高，引發痛風發作。患者可以洽詢醫生，在喝酒多久之前應該服藥，以及應該服用的藥量。

常見酒類的普林含量

酒別	熱量（kcal/100ml）	酒精濃度（v/v %）	普林（普林 /100g）
啤酒	34.3	3.5~5	6
紅酒	85	12	0.39
紹興酒	91.6	16~22	11.6
清酒	134	20	1.21
威士忌	229.6	40	0.12
白蘭地	229.6	40	0.38

素食病患飲食原則

近年來有許多人因為健康與環保的因素成為素食者，而素食的料理中常運用大量的黃豆製品，是否表示素食的痛風患者較容易痛風發作呢？素食的痛風患者在飲食上又應該注意哪些事項呢？

根據美國哈佛醫學院的研究，只有肉類、海鮮及酒類，才會增加痛風的機率，其他含有高普林的蔬菜例如蘆筍、菠菜，豆類等植物蛋白，並不會增加尿酸值或增加痛風的機率。此外，也有諸多研究顯示，食物中的普林對於尿酸的影響事實上遠小於肥胖所造成的尿酸值上升，而中廣型肥胖的人大多有新陳代謝症候群，體內的胰島素分泌過多，抑制了尿酸的排泄作用，更是容易痛風發病的族群。由此可知，對於痛風患者來說，飲食方面應該強調「低熱量食物」，避免肥胖上身，才能遠離痛風的威脅。

然而，前面提過一點，痛風發作是由於患者本身體內的尿酸值已經過高，高普林食物的攝取使得體內尿酸濃度增加，超過身體的負荷，才會導致發病。也就是說，患有高尿酸血症、痛風有發作跡象以及痛風正值發作期的患者，應該要限制高普林食物的攝取，以免使得痛風病情加重。素食中屬於高普林的食物有黃豆、發芽豆類如豆苗、黃豆芽，蔬菜類包括蘆筍、紫菜、香菇等。

另一方面，素食料理往往有過度油膩或是調味過重的情形，導致不少素食者雖然沒有攝取動物性脂肪，但是仍然有過度肥胖的問題，而肥胖症是導致痛風的重要因素之一。因此，素食的痛風患者在飲食上要多注意熱量與鹽分攝取的問題。

合併肥胖症患者的飲食原則

肥胖不但會使尿酸合成亢進，造成高尿酸血症，也會阻礙尿酸的排泄，引起痛風之外，還會合併高血脂症、糖尿病等，造成肥胖的主要原因是暴飲暴食的習慣。痛風患者如果合併肥胖症，在飲食上要注意以下幾點：

1.低熱量飲食

肥胖症大多是因為熱量攝取過多、消耗太少所造成，痛風合併肥胖症的患者應該控制每日攝取的熱量，過高或過低都會造成健康的損害，每天攝取的總熱量不宜少於一千兩百大卡，最好能請教醫師、營養師，根據個人的具體狀況，分配每日總熱能以及蛋白質、脂肪、糖類、礦物質、維生素的攝取量。

2. 控制醣類

醣類主要以碳水化合物的主食為主，其他的單糖食物例如蔗糖、麥芽糖、果糖、蜜餞及甜點心等應該限制，多補充水分，一般飲料及果汁的含糖量過高，也應該避免飲用。

3. 限制脂肪

攝取過多脂肪會加重痛風及高尿酸血症的病情，痛風合併肥胖症患者應該應該避免肥肉及動物性脂肪，適量攝取魚肉、雞蛋及瘦肉。

4. 攝取足夠的維生素與纖維質

患有肥胖症的痛風患者每日應該攝取新鮮水果及蔬菜，這類食物含有豐富的維生素，並且富含纖維質，除了可以增加飽足感之外，還具有防止便秘的功效。

5. 不偏食

雖然肥胖症患者最重要的是減肥，但是不能因此而養成偏食的習慣，例如只吃水果，或是只吃瘦肉的減肥法，應該要攝取各種食物，食材上多變化，養成不偏食的習慣。

6.限制鹽分攝取

食鹽會使水分滯留在體內，除了造成水腫之外，還會造成尿酸排泄不良，引發痛風。因此，患者應該避免醃菜類及鹽分的過量攝取，宜採取清淡飲食的方式。

7.烹調方式

以蒸、煮、燒、烤等烹調方式代替煎、炸的方法。因為煎炸的食物含脂肪較多，並且通常會刺激食慾，造成飲食過量，不利於減肥。因此，患者應多採用少油的烹調方式，並且避免油炸的食物以及濃肉汁。

合併糖尿病患者的飲食原則

痛風和糖尿病同是一種必須終生治療的疾病，且兩者經常互為因果關係，擁有許多共同影響的因素，例如中年肥胖、腎功能受損等。此外，尿酸值和血糖一樣，有隨著年齡增加而升高的傾向。痛風患者如果併發糖尿病，就必須更加注意生活、飲食各方面的問題，才能適當的控制病情。

痛風合併糖尿病患者在飲食方面要注意：

1. 控制飲食及熱量：均衡飲食，避免攝取過多脂肪；避免粥、油炸食物以及限制高普林食物。
2. 定時定量。
3. 禁止喝酒。
4. 適量飲水：每日飲水量應保持至少2000cc，增進排尿量，避免含糖飲料。
5. 控制蛋白質的攝取：每日攝取量應不超過60克，並以植物性蛋白及奶類、蛋類的優質蛋白質為主。

合併高血壓患者的飲食原則

根據統計，痛風患者中伴有高血壓的患者佔有40％以上，血壓與血尿酸都屬於越久就越不容易控制，而且對於腎臟都會造成損害，這兩種疾病互相影響，引起不同程度的動脈粥樣硬化和腎小動脈硬化，造成腎臟功能障礙。

伴有高血壓的痛風患者應該要高度重視治療與調理，不論在藥物治療或是生活、飲食方面。

1.避免攝取過多脂肪及高膽固醇食物

高脂肪與高膽固醇飲食容易導致動脈硬化，攝取過多的脂肪會防礙肝臟及腎臟排泄尿酸的功能，造成尿酸值升高。食用油的部分應以富含維生素E及亞油酸的植物油為主，具有預防血管破裂作用。儘量避免膽固醇較高的食物，如動物內臟、動物性油脂等。

建議每日脂肪攝入總量控制在50克左右，其中包括了烹調用油。有醫學研究顯示，如果能將食物中攝取的脂肪控制在每天攝取的總熱量25%以下，連續四十天可以使血壓降低。

2.限制糖分攝取

多餘的醣類會在體內轉化為脂肪，因此必須適量的攝取，避免造成肥胖。肥胖可說是萬病之源。糙米、玉米等高纖維食物，有助於高血壓及痛風的改善，單糖類食物如糖果、甜點及含糖飲料則應該避免。

3.少鹽的飲食習慣

飲食中攝取過多食鹽會造成血壓升高、小動脈痙攣，加快腎小動脈硬化的程度。食物中減少鈉鹽，可以幫助降低血液舒張壓，減少水分滯留體內。建議每日食鹽量應控制在2～3克之內，其中也包括醬油。含鈉較高的食物如醬菜、鹹肉、醃製食物、茼蒿、空心菜等，攝取時都應該要控制份量。

4.增加鉀的攝取

攝取含鉀的食物可以幫助人體對抗鈉所引起的高血壓以及血管損傷，此外，鉀還可以促進尿酸溶解，增加尿酸排出量，防止尿酸性結石。

5.攝取適量優質蛋白質

攝取過多的蛋白質會使普林合成增加，此外，蛋白質代謝時所產生的含氮物質，也可能會引起血壓的波動。牛奶、雞蛋不含核蛋白，普林含量很少，是最佳的蛋白質來源。動物性蛋白如肉類，應該選擇脂肪含量較少的禽類和魚類。尤其魚類含有豐富的甲硫氨酸和牛磺酸，具有調節血壓、增加尿液排出量的功效。

6.飲水量足夠

每天的飲水量保持在2000cc以上，並且少喝肉湯、火鍋湯等含有大量普林的湯汁。

7. 禁止菸酒

濃度過高的酒精會導致高血脂、血壓升高，造成動脈硬化的危險。此外，酒精在體內代謝後產生乳酸，會抑制尿酸的排泄作用。而香菸含有尼古丁，會對心臟與血管造成刺激，加速動脈粥樣硬化，引發心血管疾病。

合併高脂血症患者的飲食原則

痛風患者併發高脂血症的機率高達70％以上，尿酸值與三酸甘油脂呈現正比的關係，而臨床研究顯示，三酸甘油脂會降低腎臟排泄尿酸的功能，同時也是引起高尿酸血症的主要原因之一。

高脂血症與飲食的關係密切，因為人體中的脂肪主要來自日常攝取的飲食，因此，控制飲食是防治高脂血症的關鍵。

痛風合併高脂血症患者在飲食上應注意的：

1.清淡飲食

痛風合併高脂血症的患者一定要注意營養均衡，並且以清淡的口味為主。動物性脂肪、高膽固醇食物都應該要限制，每天的脂肪攝取量以25克以下為準。飲食上可以多攝取含蔬菜與水果，補充身體所需的維生素，但是不要養成偏食的習慣，應該要平衡的攝取各種營養。

2.少吃甜食

合併高脂血症的痛風患者應該少吃甜食以及零食，糖類的攝取量過高會造成膽固醇及三酸甘油脂增加，導致發胖，也容易提高冠心病的發生率。

3.不宜挨餓或飲食不正常

正在進行減肥的患者，每一餐的進食量以七分飽為主，不宜採用限制飲食，忍受飢餓的方式來達到減肥效果，過度肌餓反而會啟動體內的保護機制，囤積更多的脂肪，並且造成血中脂肪酸過高。此外，盲目的節食也會造成營養不良，損害身體健康。

另一方面，進食時間應該要規律，晚餐時間太晚容易增加體內膽固醇，加速動脈硬化。人體在夜晚的基礎代謝率提高，因此容易將食物消化與吸收，晚餐的飲食如果過量，就會造成脂肪堆積。

合併冠心病患者的飲食原則

有10％左右的痛風患者會併發冠心病，而研究發現，高尿酸血症有可能是冠心病的危險因素之一，也有人稱冠心病為「痛風性心臟病」，可能因為尿酸鹽結晶沉積在動脈血管壁，加速了動脈粥樣硬化的發生。

痛風合併冠心病時，飲食上強調「四低飲食」，也就是低普林、低脂肪、低鹽和低糖，主要是預防代謝症候群的發生。

痛風急性發作期的飲食原則

在急性痛風發作期間，飲食上要格外的注意，應該要嚴格限制高普林食物，以免造成尿酸值升高。

1. 蛋白質

最好攝取優質蛋白質，例如牛奶、雞蛋及穀類等。動物性蛋白質在痛風發作期間應該限制。

2. 脂肪

每日不超過50克，身體所需的熱量以碳水化合物等主食類來補充。

3. 嚴禁高普林食物

不論是肉類、海鮮或是蔬菜，痛風發作期間最好限制含有高普林的食物，以免加重尿酸值。

4. 補充水分

每日補充的水分應維持在3000cc，此外，可以加入小蘇打片等藥物鹼化尿液。

5. 適量的蔬果

每餐以七分飽為原則，加入鹼性水果與低普林蔬菜增加飽足感，並且補充身體復元所需的維生素。

哪些是高普林的「危險食物」

食物類別（每一百公克含量）	低普林食物 0~25 毫克普林	中普林食物 25~150 毫克普林	高普林食物 150~1000 毫克普林
奶製品	各種乳類及乳製品		
肉、蛋類	豬血、雞蛋、鴨蛋、皮蛋、	雞胸肉、雞腿肉、雞心、雞肫、豬肚、豬腰、豬心、豬皮、豬肉（瘦）、鴨腸、牛肉、羊肉、兔肉	雞肝、雞腸、鴨肝、豬肝、豬小腸、牛肝
魚類	海參、海蜇皮	旗魚、黑鯧魚、草魚、鯉魚、紅甘、紅鰷、鱔魚、鰻魚、秋刀魚、烏賊、蝦、螃蟹、蜆仔、魚丸、鮑魚、魚翅	**高普林：**吻仔魚、白鯧、鰱魚、虱目魚、吳郭魚、白帶魚、鯊魚、海鰻、沙丁魚 **超高普林：**牡蠣、蛤蠣、小管、草蝦、蚌蛤、干貝、小魚乾、扁魚乾、烏魚皮、馬加魚、白帶魚皮

	五穀根莖類	豆類	蔬菜類	水果類	油脂類	其他
	糙米、白米、糯米、米粉、小麥、燕麥、麥片、通心粉、甘藷、芋頭、玉米、高粱、馬鈴薯、冬粉、麵粉、太白粉、樹薯粉、藕粉		菠菜、芥菜、萵苣、莧菜、芥蘭菜、高麗菜、花椰菜、青椒、茄子、山東白菜、捲心白菜、苦瓜、蘿蔔、小黃瓜、冬瓜、絲瓜、蔥、薑、蒜頭、辣椒	橘子、香蕉、柳丁、檸檬、蓮霧、蘋果、西瓜、木瓜、楊桃、葡萄、芒果、鳳梨、紅棗、黑棗	各類植物油、動物油、瓜子	番茄醬、醬油、蜂蜜、果凍、葡萄乾、龍眼乾
		豆漿、豆腐、豆乾、味噌、紅豆、綠豆、花豆、黑豆	青江菜、茼蒿、九層塔、四季豆、皇帝豆、豌豆、洋菇、鮑魚菇、海藻、海帶、筍干、金針、銀耳、蒜		腰果、花生	蓮子、栗子、杏仁、枸杞
		黃豆、發芽豆類	豆苗、黃豆芽、蘆筍、紫菜、香菇			肉汁、雞精、酵母粉、健素糖 **超高普林：**濃肉湯

哪些是對痛風有益的食物

除了藥物控制尿酸值之外，許多天然的食物也能夠幫助尿酸或尿酸鹽結晶溶解，減少尿酸沉積，改善痛風發作造成的不適。此外，痛風食療的基本原則就是均衡飲食，以下列出可以抑制膽固醇與鹽分的食物，以及可以幫助患者對抗痛風的食物。

1. 糙米

糙米含有多種維生素與礦物質，如蛋白質、維生素B_1、維生素E、菸鹼酸、鐵、鋅、鉀等，不僅營養豐富，而且還具有排毒與抗氧化的功能，除了可以中和體內的毒素之外，還能避免尿酸、乳酸、鹽酸以及磷酸等物質造成結晶堆積在體內。

2. 燕麥

燕麥含有豐富的胺基酸、蛋白質、維生素B群、維生素E、鐵、鈣、鎂、鋅等營養素，可以幫助人體調節調節血糖、降低血脂肪及膽固醇，並且還能促進體內代謝，達到預防痛風、肥胖症、糖尿病及心血管疾病的功效。

3. 薯類

地瓜與馬鈴薯都含有豐富的礦物質鉀，可以幫助人體排出多餘的鹽分及廢物，降低血壓，預防中風。但是腎功能低下的人必須要限制鉀的攝取量，因此在食用之前應該要先和醫生討論。

薯類所含的食物纖維，可以幫助排便，還能降低膽固醇。

4. 高麗菜

高麗菜含有豐富的維生素C，可以幫助身體提高免疫力，還可以促進結締組織的形成，舒緩關節炎症狀造成的不適。此外，高麗菜含有丙醇二酸，可以抑制醣類轉化成脂肪，預防肥胖。因此高麗菜可以說是對於有肥胖困擾的痛風患者的理想食材。

5. 苦瓜

苦瓜具有利尿消腫的功效，它所含的多胜肽活性物質能夠活化胰臟、降低血糖。多吃苦瓜除了能預防或改善痛風症狀，還可以避免併發糖尿病。

6. 昆布

昆布含有高量的鉀，能夠降低血壓，同時，昆布的熱量很低，非常適合減重的人食用。

除此之外，昆布的黏滑成分當中所含的的藻酸，有助於人體降低血壓及膽固醇，達到預防高血壓和動脈硬化的效果。

7. 番茄

番茄含有多種抗氧化營養素以及維生素，其中維生素 B_6 可促進蛋白質和脂肪的消化，預防動脈硬化，可以避免痛風併發缺血性心臟病以及腦血管障礙。此外，番茄所含有的果膠，含有豐富的食物纖維，可以降低體內膽固醇。外食族時常會有蔬菜攝取量不足的問題，多飲用不添加食鹽的番茄汁可以達到補充維生素的效果。

除此之外，番茄所含的多種抗氧化營養素，包括茄紅素、ß 胡蘿蔔素、維生素C、槲皮素等，可以阻止自由基對人體的破壞，降低身體代謝產生的普林含量，藉此減少尿酸在血液、關節中沉積的機會。

8. 奇異果

奇異果是含有高量維生素 C 的鹼性水果，在人體中的利用率高達94％。奇異果不僅能阻止自由基攻擊，也能防止細胞ＤＮＡ因為遭受到破壞而釋放出普林。另一方面，奇異果所含的鉀可以促進尿酸排泄，達到改善或預防痛風的功效。

9. 牛乳

牛奶普林含量低，不會對身體造成負擔，又含有鉀，可以幫助尿酸排泄。對於痛風患者來說，牛奶不但具有優質蛋白質，還有容易消化吸收的鈣質，可以說是攝取蛋白質及鈣質的理想來源。如果是同時伴有肥胖症的痛風患者，可以選擇低脂或是脫脂牛奶。

10. 雞蛋

雞蛋提供了完整且均衡的營養素，不只是優良蛋白質的來源，身體所需的營養素也都有完整的比例。

雞蛋所含的維生素Ｅ，可以幫助暢通關節周圍的血管，對於改善痛風患者關節腫脹的不適感很有幫助。雖然雞蛋還有高量的膽固醇，但也同時含有降低膽固醇的卵磷脂，因此，除非醫生評估後，限制攝取雞蛋，否則，每天適當攝取一個雞蛋，可以獲得優質的蛋白質以及其他豐富的營養。

對痛風有益的食物

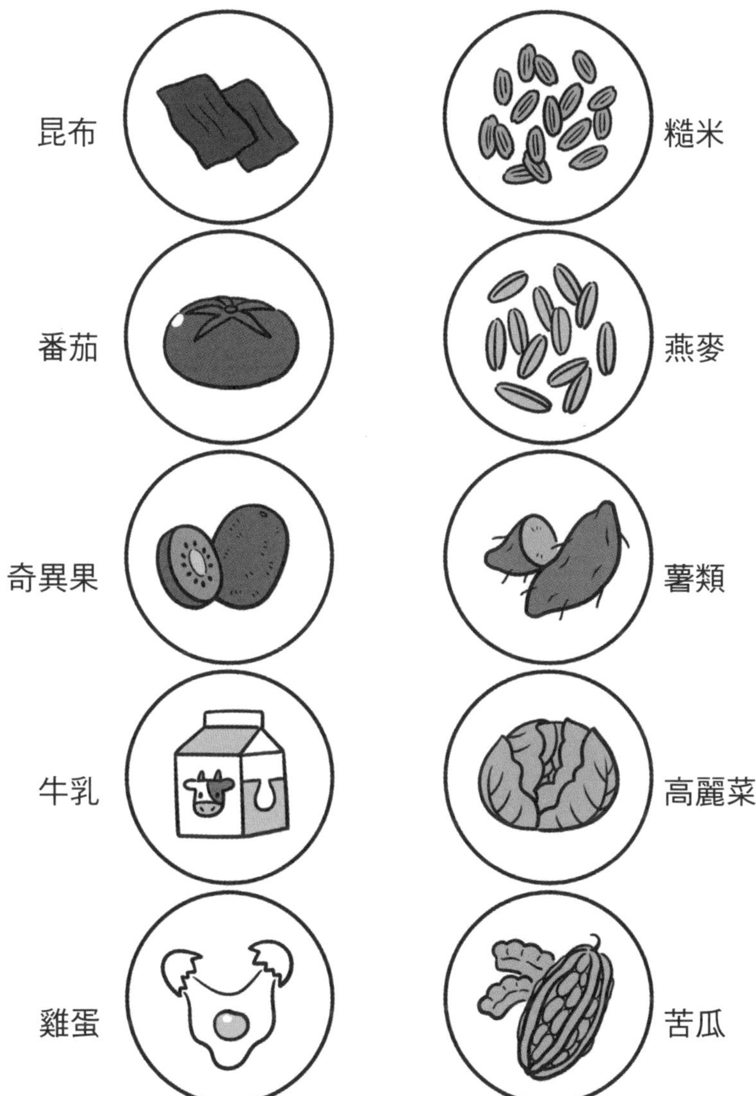

外食族怎麼吃

現今的上班族一般來說都是外食族，有些人從早餐到晚餐都是外食，因此，在選擇餐點上應該要多加注意，畢竟，餐廳的美食、速食店的炸雞和漢堡、還有各種口味的便當，通常為了更美味，會使用大量的油、鹽及砂糖來調味，而且蔬菜、水果的份量通常不足。對於一般人來說，這種飲食模式長期下來會造成營養不良、肥胖及其他疾病，更何況是高尿酸血症與痛風患者。

1. 選擇外食餐點

為了健康著想，儘量選擇口味清淡、不過分調味的店家。點餐的注意事項，首先，最好選擇蔬菜較多且熱量較低的餐點或是套餐，此外，不管選擇哪一種餐點，都將飯量減少，維持每餐只吃七分飽的習慣。

如果偶爾想吃熱量較高的餐點，建議可以多點一道蔬菜。餐後的飲料可以選擇不添加食鹽、糖的番茄汁或是果菜汁，補充外食造成的營養不均。此外，現在到處都有便利商店，如果為了便利與快速而選擇便利商店的餐點，要注意均衡的營養，例如從飯糰、麵包類攝取碳水化合物，搭配沙拉、優格、牛奶、水果等。

2.注意食用方式

用餐的時候，要特別注意的是不要澆上過多的醬汁，或是沾上一堆調味料、美乃滋，使用醬油時不要直接淋在料理上，而是改成用小碟子盛裝。

如果點的是油炸料理，可以將裹在外層的麵衣留下一半；如果餐點過多吃不完，也不要因為不好意思或是覺得浪費就勉強吃完。

同時，為了避免熱量攝取過多，一定要養成吃蔬菜的習慣，用餐時先從蔬菜開始吃，也可以防止主餐吃得過多。

以下列出一些外時常見的食物，作為參考：

種類	熱量	普林值	注意事項
傳統飯糰	603kcal/份	高	如果選擇傳統飯糰，最好不要加入油條、培根、肉鬆等高熱量的食材。
鮪魚蛋餅	380kcal/份	高	鮪魚的普林較高，痛風患者最好選擇蔬菜蛋餅或是玉米蛋餅。
超商飯糰	221kcal/份	高	鮪魚、肉鬆口味應該少吃，要注意鹽分的含量。

紅豆麵包	219kcal/ 份	中	紅豆含有較高的普林，一餐以一個為限。
豬肉漢堡	450kcal/ 份	中	肉類已經含有蛋白質了，不建議再加蛋。
燒餅油條	450kcal/ 份	中	經過油炸的油條容易含有反式脂肪，燒餅可以改搭其他食材，例如蛋或是蔬菜。
三明治	300kcal/ 份	中	種類較多，以蔬菜、水果口味為優先選擇，建議不要塗抹沙拉醬。
粽子	350kcal/ 份	高	粽子中的食材多屬高熱量、高普林，痛風患者在發作期間最好不要吃。
海產粥	350kcal/ 份	高	挑出含高普林的食材，例如蝦仁、花枝、蚵仔等。
港式叉燒飯	750kcal/ 份	高	叉燒飯主要以醃製及燒烤的肉類為主，容易造成腎臟負擔，儘量少吃。
海鮮焗烤飯	700kcal/ 份	高	含有高熱量，建議痛風患者改成蔬菜含量較多的焗烤類。
雞腿便當	820kcal/ 份	中	便當通常會有口味過重、太油的問題，附菜可以用熱水過水再吃。
肉燥飯	410kcal/ 份	中	肉汁中含有較高的普林，建議在食用時不要加入太多滷汁。

肉絲蛋炒飯	650kcal/份	低	避免過油及過鹹，可以請店家不要加太多的調味料。
牛肉麵	575kcal/份	高	牛肉湯中充滿大量普林，建議不要喝湯或是淺嚐幾口就好。
薑母鴨	360kcal/份	高	鴨肉及湯底都含有高普林，加上米酒調味，痛風患者在發作期最好避免。
炸雞	325kcal/份	高	大量的油脂除了高熱量之外，也會增加普林含量，痛風患者應不要常吃。
巧克力蛋糕	290kcal/份	低	蛋糕在製做過程中會加入奶油、糖，為了避免攝取過多熱量，一餐已一片為限。
黑咖啡	20kcal/份	低	飲用時不要加糖或是奶精，反而造成身體負擔。

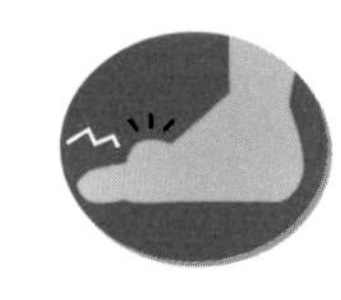

痛風患者的運動原則

許多人有這樣的觀念，強度越大的運動越有效果，加上痛風患者的個性往往比較急躁，因此會想要藉由激烈的運動來達到快速減肥的效果。這是完全錯誤的觀念。當有氧運動的性質變成了無氧運動的形式，反而會導致尿酸值上升。高尿酸血症與痛風患者運動的原則應該是在舒服，對身體沒有負擔的情況之下，開心地進行，透過有氧運動達到減肥與控制尿酸的目的。

因此，痛風患者運動前要把握以下幾點原則：

1. 暖身與緩和運動

雖然是緩和的有氧運動，但是暖身運動與緩和運動仍然很重要。

暖身運動的目的是為了防止肌肉拉傷等運動傷害。因為肌肉原本是靜止的狀態，如果突然開始運動，本來僵硬的肌肉會因為不適應拉扯而受傷，因此需要暖身動作來避免運動傷害。

緩和運動可以使心跳、呼吸及血壓恢復常態，並且防止運動後產生的乳酸堆積在體內。

2.避免激烈運動

提到有氧運動，許多人會直接聯想到有氧韻律、有氧拳擊等較激烈的運動。其實，所謂的有氧運動是指在運動的過程中，能夠充分的呼吸到氧氣的運動，並且由氧氣提供能量，不會導致尿酸值提高。

適合痛風患者的運動，以可稍微流汗的有氧運動為主，有氧拳擊或是有氧韻律過於激烈，並不適合需要控制尿酸值的痛風患者。

3.隨時補充水分

運動時要隨時補充水分，因為運動時會流汗，使尿酸值上升。痛風患者在運動時最好隨身攜帶水壺。

運動前三十分鐘先補充水分三百至五百毫升；在運動過程中，每二十分鐘補充水分一百至二百毫升；運動後，再大量補充水分。有些人習慣在運動後，才一口氣喝很多水來補充水分，其實這是錯誤的做法。

4. 持之以恆

要從事運動不難，重要的是持續。對於痛風患者來說，持續的運動更加重要。因此，選擇一項自己喜歡，可以使心情放鬆的有氧運動，每天進行三十分鐘，對於減肥及改善高尿酸就會有良好的果效。

5. 適度休息

運動對於痛風患者來說，運動必須成為生活習慣，因此，要以長期的眼光來看待，不要急在一時想要有所成效。雖然每天持續運動很重要，但是也要依自己的身體狀況而決定，如果在運動過程中感到不適，就應該立即停止。

此外，痛風發作期間嚴禁運動，否則會使患部發炎的情況加重，還會提高尿酸值，導致發作期延長。

總之，不論選擇那種運動方式，最重要的是必須量力而為，而且要注意保護關節部位。

運動對痛風患者的好處

1. 消除肥胖，降低尿酸值

通風患者最重要目標就是使尿酸值維持在正常範圍內，肥胖是造成尿酸值升高的主要原因之一，因此，要降低尿酸值，就一定要有適當的運動。

2. 預防併發症

運動可以促進血液循環、提升心肺功能，預防高血壓；能提高胰島素的活性、使血糖值恢復正常；此外，運動還能使體內的中性脂肪減少，增加好膽固醇及減輕壓力。

痛風患者該避免的運動

痛風的治療過程中，醫生在生活指導方面，都會建議患者進行適量的運動，但是，並非所有的運動都適合痛風患者，甚至有些運動還會增加尿酸濃度，引發痛風發作。究竟痛風患者應該避免哪些運動呢？

痛風患者應該要避免劇烈運動，尤其是無氧運動。

常見的無氧運動通常以訓練肌肉與爆發力為主，常見的有重量訓練、短跑衝刺、肌力訓練、足球、橄欖球、網球、羽毛球、籃球、排球，或是任何維持時間短、強度高、進行中無法順暢呼吸的都算是無氧運動。

有氧與無氧運動的差別可見第二章第53～57頁。

適合痛風患者的運動

尿酸值偏高的人，最好在平日就養成有氧運動的習慣。有氧運動不但能降低尿酸值，還能消耗醣類及脂肪，對減肥很有效果。

有氧運動中，適合痛風患者的有健走、游泳、緩和的健身操等，至於現今流行的騎自行車與慢跑，痛風患者應該要把握「不超過體力負荷」的原則。

1. 健走

選擇走路運動，不只方便，還有提升心肺功能、維持血壓正常、預防失智症、強健骨骼等好處。健走指的是用較快的速度走路，以時間和距離來算，大約是9分鐘／公里。

健走是不需要任何技巧的運動，要注意的除了暖身與正確的姿勢之外，就是水分的補充。要避免身體受傷，就要在運動前做好暖身，運動後也要做伸展操。健走時應挺直上半身，手臂自然擺動，前腳的膝蓋需伸直，腳跟落地後，將重心從腳掌再移到腳尖。

當進行健走時，可以選擇寬鬆的運動服裝，以及一雙可以保護雙腳的鞋子，主要以包覆性、避震功能極佳的運動鞋為主，才能避免關節在運動的過程中受到傷害。

還有要特別注意的就是水分的補充。即使是在冬天，健走也會流汗，更何況是炎熱的夏天。因此，不要忘了隨時補充水分，以免造成尿酸值升高。

2. 游泳

游泳是一種很好的全身有氧運動，可以使用到全身肌肉。游泳的姿勢有許多種，最適合痛風患者的是仰式與蛙式。

選擇仰式的時候，要注意身體放鬆自然仰臥，兩臂輪流划水，入水時，尾指先入水；踢水時，膝蓋微彎，大腿用力，腳尖向內傾斜。

如果選擇蛙式，要注意勾起腳板，腳趾朝外，雙腿先朝身體的方向縮回再踢出去。同時還要注意手腳的協調，一開始只要將動作平穩地做好，不必操之過急。

同樣地，游泳前一定要確實做好暖身運動，才不會游到一半卻發生腳抽筋的意外；同時也要注意身體狀況並且適度地休息。

3. 騎自行車

近年來很流行騎自行車，但是這項運動會運用到膝蓋、腳踝部位的關節，對於痛風患者來說，有可能會造成受傷，因此要特別注意正確的姿勢。

騎自行車時，臀部正坐在座墊正中間，以前腳掌出力踩腳踏板，上半身稍微向前傾，眼睛看向前方，雙手適度用力握住車把，兩臂以能撐住上半身即可，不必過度用力。

除了保持正確姿勢之外，痛風患者也應該注意騎自行車的路線，主要選擇以安全好騎為主，避免爬坡等較難的路程，路面平緩、不崎嶇的路線比較適合痛風患者。

除了上述幾項運動，還有其他緩和且不傷關節的有氧運動，例如瑜珈、墊上運動、太極拳等，甚至是簡單且重複的伸展肢體動作，都很適合痛風患者，只需要注意不要過度運動即可。

痛風患者適合的運動

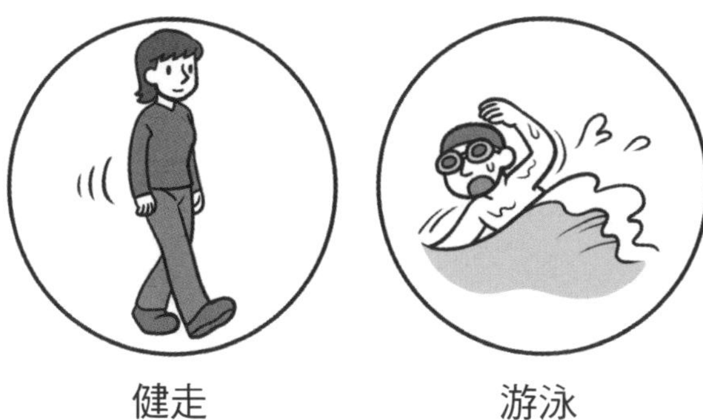

健走　　游泳

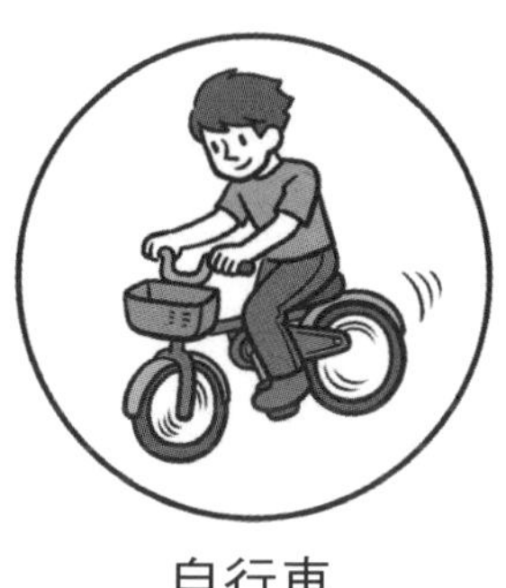

自行車

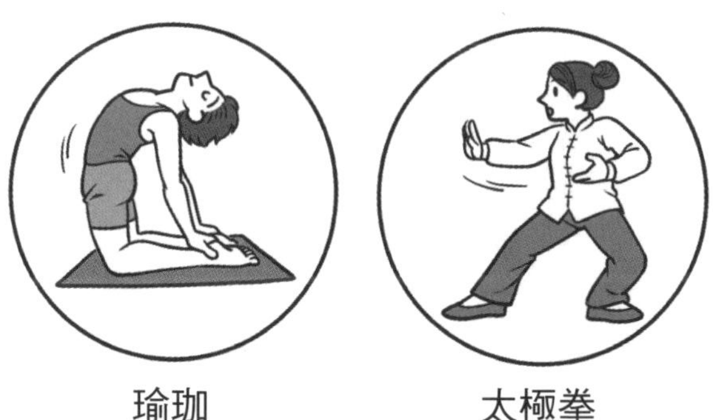

瑜珈　　太極拳

上班族可以如何做運動

減肥與運動是高尿酸血症與痛風患者控制尿酸值重要的治療方式，但是減肥並非容易的事。要減少一大卡的體脂肪需要消耗七千兩百大卡熱量，而一個中年男性一天的基礎代謝量約為一千四百五十大卡，由此可知想要減少體脂肪不是件容易的事。然而，如果光靠運動，消耗的可能只有一頓飯的熱量，因此，痛風患者要把握各種可以消耗熱量的活動，尤其是運動量往往不足的上班族。

運動以外的工作或是家事都會消耗熱量，想要增加熱量的消耗，就一定要多找機會讓身體活動。有些上班族整天坐在電腦前面，活動的機會可能就只有上下班交通往返的時間，如此一來，根本沒有消耗多少熱量。因此，建議每一個小時要站起來伸展身體，做些暖身操。

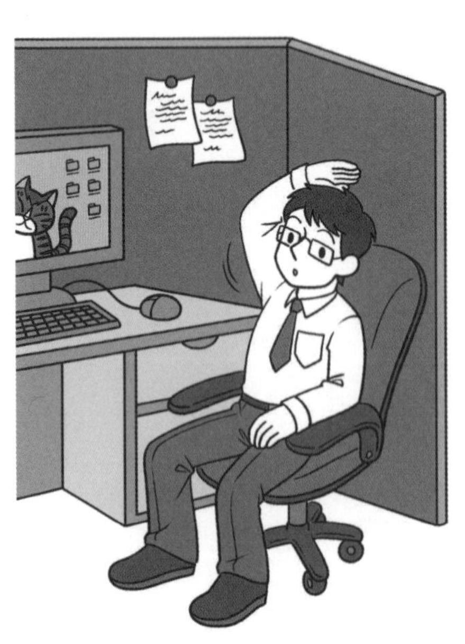

還有，每天不搭電梯，改為爬樓梯；搭公車時提早一站下車，走一小段路上班等，都可以增加熱量的消耗。

花點心思把生活中可以轉變成運動的活動轉換為運動的習慣，找到幾種適合自己的方法之後，就要堅持下去，直到變成習慣。相信持續一段時間後，一定可以看見成效。

痛風患者如何減肥

如何知道自己是否體重過重，目前採用的計算方式是以身體質量指數（ＢＭＩ）來評斷，也就是將身高也列入考量的範圍。計算公式如下：

BMI= 體重（公斤）/ 身高（公尺）X 身高（公尺）

評估的方式為，當體重超過ＢＭＩ值10％就算是過重，而超過20％時，就會被診斷為肥胖。肥胖是造成痛風發作的重要因素，高尿酸血症與痛風患者應該把握哪些減肥的原則呢？

1.採取按部就班的方式

當進行減肥時，會藉由各種方式燃燒及消耗體內的熱量，當細胞消耗時，就會產生普林，造成尿酸值升高，反而加重痛風的病情，因此，痛風患者在進行減肥時，要循序漸進。

要特別注意的是，短時間內就能達到瘦身效果的減肥方式，通常都缺乏科學根據，雖然令人心動，但是千萬不要輕易嘗試。短時間內瘦下好幾公斤，會出現兩個嚴重的問題。首先，體重在短時間內迅速減輕，除了脂肪減少之外，肌肉和骨質密度也會減少，導致神經系統紊亂，荷爾蒙失調，甚至引發自律神經失調。其次，用極端的方式快速減肥，通常復胖的狀況會更嚴重，因為激烈的減重方式無法持久，當超過忍耐度時，便會發生暴飲暴食等現象。

減重對於痛風患者來說，是一項需要長期進行的事，理想的狀況以每個月減2～3公斤為原則，才不會因為體重急遽下降反而造成身體出現其他的毛病。

2.痛風患者減重時，應以飲食控制並配合運動

臨床上證實，想要有效且不復胖的減重，最有效的方法就是飲食控制與適度的。

飲食控制飲食指的是飲食均衡、僅攝取足夠的熱量，而且不為了減肥而亂吃減肥藥或偏方，加重身體的負擔。除此之外，搭配溫和且可消耗熱量的有氧運動。在減肥過程中，可以預防、消除肥胖的運動原則有：

a.每天至少進行三十分鐘的有氧運動，每星期至少三次，健走是一項不錯的選擇。

b.工作和作家事的空檔，隨時活動身體，例如柔軟操或是伸展操。

c.儘量以走路的方式取代搭車、手扶梯，盡可能找出能讓身體活動的機會。

3.減肥的飲食原則

a.三餐定時，尤其是早餐一定要吃。不要因為一、二餐沒有吃，在晚上大吃一頓，反而會因為飢不擇食吃進許多高熱量的食物。

b.遵守七分飽的原則，避免暴飲暴食。

c.改變進食的順序，先吃蔬菜再吃主食及肉類，痛風患者應儘量少喝湯。

d.口味清淡，細嚼慢嚥。

e.晚上九點以後不進食，家中不要放置零食。

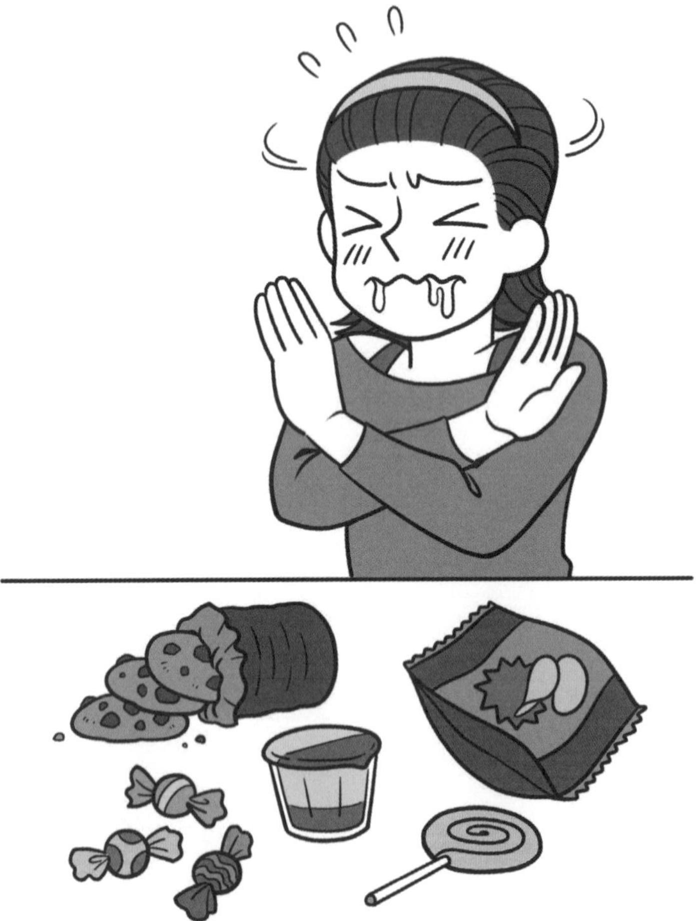

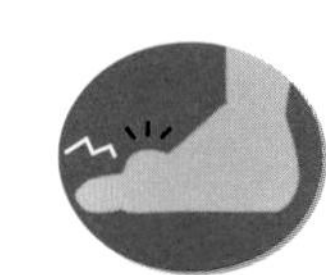

痛風患者的心理照護

現代人的生活中充滿了壓力，而這些造成壓力的問題大多來自工作、家庭、經濟、情感等方面，對於一般人來說，解除壓力是恢復生活品質一項重要的課題。對於高尿酸血症與痛風病人來說，壓力出了影響心情之外，還會影響病情，因此，如何緩解壓力對患者來說，更是高尿酸血症與痛風的生活治療中重要的一環。

大部分的人都可以了解，憑自己的力量是無法改變大環境的，因此，對於排除壓力這個課題，只能從我們自身改變或是適應，藉由內心的自我開導，或是外在行為上的調節，來獲得心理上的安慰。

其實，只要根據自己的喜好，配合平時的生活型態，來挑選適合高尿酸血症與痛風患者的活動或方式。以下有幾種可以達到放鬆與療癒效果的方式：

1. 語言上的傾訴

有些人喜歡把心事憋在心裡，所有的情緒包括開心或是不開心的事，都不與人分享。就心理方面來說，這種壓抑的性格對於身體健康是一種傷害，容易導致情緒障礙，並且引發各種疾病，在中醫方面稱為「氣血鬱積」。

因此，每個人在生活中應該都要有一個或幾個較親近、知心的朋友或家人，當遇到生活中引起情緒的事件，可以有傾吐的對象，表達自己的困擾。這種言語上的傾訴，對於心情的改善往往有不錯的效果。

2.專屬的避難所

對於每個人來說可以放鬆心情的地點都有所不同，有的人是在咖啡館，有的人則是在公園裡的草地上。找到一個或多個能夠讓自己感到舒適、放心的地點，在偶爾心情煩悶時，可以成為臨時的避難所，紓解、緩和一下情緒。

3.放鬆心情的音樂

音樂的放鬆效果絕對是肯定的。不管是古典音樂、歌謠或是民謠，只要是自己喜歡的音樂都可以。此外，最近還有療癒性音樂、相聲、宗教音樂等可選擇，就按照自己的喜好來選擇，只要達到療癒效果就可以。

香氛精油、沉香薰香也是轉換心情不錯的選擇，在沐浴時或是假日在沙發上無所事事的時候，利用薰香精油搭配上喜愛的音樂，可以幫助我們除去一整天的疲累。

4. 散步

有許多可以讓心情達到放鬆效果的方法，每個人可以選擇適合自己的種類，有時候，只要悠閒地散步就能緩解壓力。由於平時工作忙碌，許多人到了週末都會選擇待在家中，看電視或是睡覺、上網，比起這種打發時間的方式，外出走走是比較好的選擇。不論是在街上閒晃，或是到各種有趣的商店看看，都可以轉換心情。

5. 多接觸大自然

接近大自然是很好的療癒方式，不論觀賞景色壯闊的山水，享受森林浴，或是都市中的大型公園，聽鳥叫蟲鳴，都是對於恢復身心很好的活動。痛風患者在假日時，可以安排到風景區旅行，或是到附近的自然景觀地區走走，相信對於減輕平日的壓力會有很大的幫助。

6. 運動

科技對於現代社會來說，尤其是電腦，是各項產業不可或缺的技術，但是另一方面，電腦、手機、網路等造成的科技焦慮也隨著科技日新月異的發展而更加嚴重，造成科技焦慮的原因是由於大腦在短時間內接受大量複雜的訊息，必須急速地分析與判斷，這種情形超出大腦能夠承受的範圍，因此造成人體情緒的緊張與焦慮，因也被稱為「訊息焦慮症」，這一類的問題，目前是很常見的精神問題。

要消除科技產品造成的焦慮，最好的方法就是活化右腦。因為當我們使用電腦，手機時，運用了大量的左腦功能，因此，藉由各種方式讓右腦活動，就可以恢復左右腦的功能。

活化右腦的方法有許多種類，例如球類運動，接觸會令人開心大笑的事情等，都可以達到平衡左右腦，消除科技產品造成的壓力。

此外，還有一些慢節奏的運動對於安定情緒與釋放壓力有很好的效果，例如瑜伽，太極等等，都可以平緩我們急躁的情緒。

7. 練習控制情緒

情緒智商（ＥＱ）對於現代人來說，可以說是非常重要，因為不論工作場所或是在家庭中，會有許多引起情緒的突發事件，懂得情緒管理的人，可以及時作出正確的判斷，調整自己的言行，順利解決問題。

同時，所謂心理影響生理，情緒管理好的人即使發生突發情緒造成血壓升高，腦血管病變的機率也相對降低，當然對於尿酸值也容易維持在穩定的狀況。

相反的，如果自我控制能力差的人，個性往往易怒、易喜，性格也較急躁，這種情況對身體健康就十分不利。

8. 轉移焦點

患者可以培養各種興趣，藉此將對疾病的擔心，害怕的情緒轉移到別的事物上，使患者轉換心情，保持樂觀正向的心理療法。

有些人喜歡園藝，有些人愛好下廚，或是養寵物，看電影，讀書會，不論是動態或是靜態，只要是可以使患者放鬆，感到愉悅的活動，就可以多方面參與。

9. 道理說明與行為指導

這是最直接的心理治療方式。醫生在對患者進行治療的過程中，以言語開導或是以行為誘導患者，影響患者的心理，調整患者對於疾病不正確或不健康的心態，以達到使治療順利的目的。

心理照護的方法

罹患慢性病需要長期接受治療，往往在過程中，患者會有情緒上的起伏，唯有建立對疾病正確的觀念，以及學習轉換心情，以積極樂觀的心態對待疾病，生活才會更加美好。

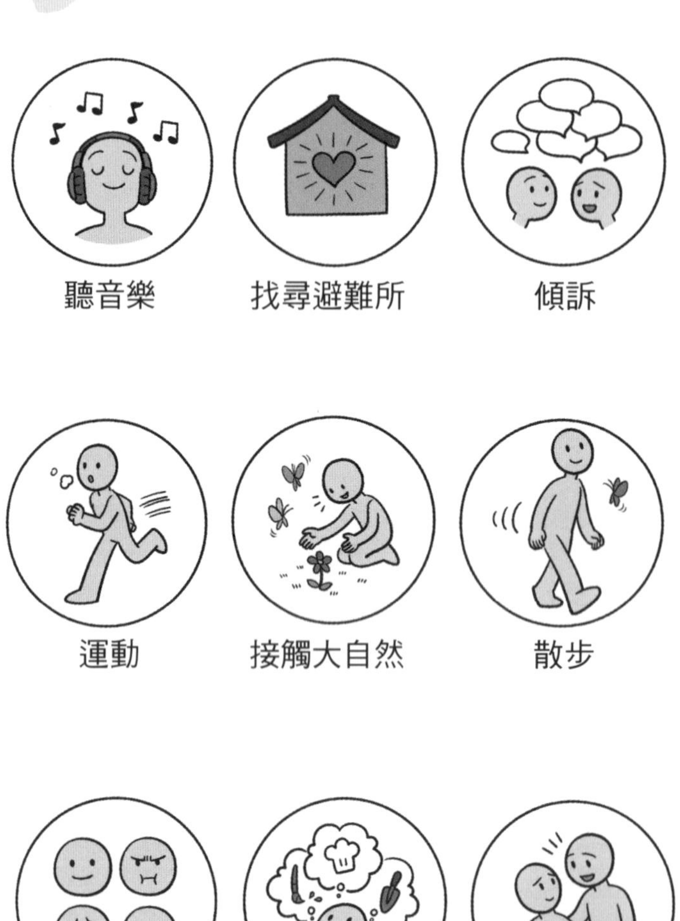

聽音樂　找尋避難所　傾訴

運動　接觸大自然　散步

練習控制情緒　轉移焦點　言語開導及行為指導

痛風患者如何自我調適

因為需要長期按時服藥，還必須要修正許多不良的生活習慣，加上痛風發作時的痛苦，因此有許多痛風患者在治療時半途而廢。

這樣的狀況實在很可惜，因為這樣的患者，通常是不清楚或是忘記了治療的目的。面對這種情形，醫生、家人或是朋友可以協助患者，再一次確認治療的重點，將患者的焦點拉回。

1.確認痛風藥物治療目的

痛風發作時服用的藥是為了緩和發作時的發炎和疼痛，並不是治療痛風病因的藥。

2.緩解期的心態

當痛風進入緩解期，發作時的症狀消失了之後，患者很容易忘記自己患有痛風。但是如果在緩解期間沒有按照醫生囑咐進行藥物治療，很可能會引發各種可怕的生活習慣病或是是腎障礙，到時候反而得不償失。

3.併發症的嚴重性

沒有經過妥善治療的痛風與高尿酸血症會逐漸引發各種可怕的生活習慣病，例如高血脂、高血壓、冠心病、糖尿病及腎障礙等，這些併發症除了會加速動脈硬化，往往會導致各種致命狀況。

每當患者想要放棄治療時，就應該思考這些要點，常提醒自己為了什麼而治療。慢性期治療最重要的是自我管理，這也是最困難的一點。有時候患者在痛風發作時因為劇痛，會盡最大努力讓自己恢復正常，所以會配合各種治療。但是，一旦病情緩解穩定之後，就會逐漸淡忘發作時的痛苦，對於持續治療與回診感到麻煩，此時，就要藉由以上幾點提醒自己不要忽略治療的重要性，鼓勵自己可以堅持。

第 6 章

預防痛風這樣做

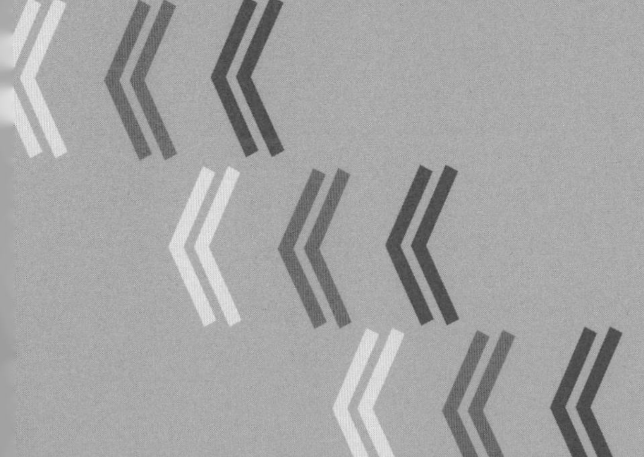

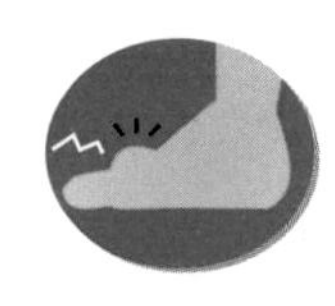

如何早期發現痛風

高尿酸血症是痛風的前兆，但是由於高尿酸血症沒有自覺症狀，因此許多早期發現的患者，通常是在定期健康檢查時，或是在治療其他疾病時發現自己有高尿酸值問題。因此，若要早期發現、早期治療高尿酸血症，最快的方式就是檢測血尿酸濃度，根據臨床統計，以下幾種人應該要定期進行血尿酸的常規檢查：

1. 有痛風家族史的成員。
2. 凡六十歲以上的老年人，包括男性與女性。
3. 糖尿病，尤其是第二型糖尿病患者。（主要是II型糖尿病）。
4. 患有高血壓、動脈硬化、冠心病、腦血管病變的患者。
5. 肥胖症的中年男性以及絕經期後的女性。
6. 飲食不均衡，偏愛肉類及海鮮，長期飲酒習慣的人。

7. 中年以上，有原因不明的關節疼痛出現，尤其是單一關節炎發作。

8. 患有腎結石的病人，尤其是雙側腎結石以及多發性腎結石的患者。

符合以上任一條件的人都屬於高尿酸血症的高危險群，應該要定期到醫院進行尿酸值的檢測，並且定期複查，以便能及早發現高尿酸進行治療，不要等到痛風發作只能終身與疾病為伍。

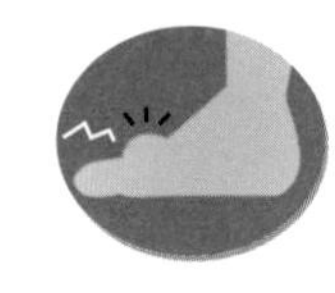

容易導致痛風的生活習慣

痛風不僅是代謝症候群之一，也是一種生活習慣病。換言之，不良的生活習慣會造成高尿酸血症與痛風的發生，那麼，有哪些是容易導致痛風的生活習慣呢？

1. 暴飲暴食

現代人喜歡到「吃到飽」餐廳大吃大喝，或是暴飲暴食都會因此而攝取過多的普林，造成尿酸上升，進而誘發痛風。

2. 經常熬夜

在忙碌了一整天之後，讓身體得到休息最好的方式就是睡眠，同時，睡眠時也是臟器恢復及修復的時間。因此，如果經常睡眠不足，就會使身體的代謝紊亂，不僅會誘發痛風，還會使身體各器官逐漸出現病變。

3. 短時間劇烈運動

劇烈的運動例如在短時間內進行強度高的無氧運動，或是因為運動或是氣候關係大量流汗，都會造成尿酸值在短時間內上升。

4. 體重快速增減

除了特殊疾病或是懷孕之外，不僅是飲食過量使體重快速增加，如果因為節食、不當減肥使體重在一個月內減輕超過三公斤以上，都會導致尿酸值升高，引發痛風。

5. 酗酒

酒精會促進普林的分解及尿酸的產生，代謝時產生的乳酸還會抑制尿酸排泄，是誘發痛風的重要因素之一，加上某些酒類還含有極高的普林，因此過量飲酒有極大的可能會引起痛風發作。

6. 水分補充不足

尿酸藉由溶解於尿液中排出體外，如果體內的水分不足，相對地尿酸濃度就會增加，而且會積存在體內無法順利排出，除了造成高尿酸血症與痛風之外，還會增加腎臟負擔。

7. 壓力過大

壓力太大造成身體的代謝出問題，人體的代謝有問題時，就會造成高尿酸血症與痛風的發生。

導致痛風的生活習慣

熬夜
暴飲暴食
體重快速增減
酗酒
水份不足
短時間劇烈運動
壓力過大

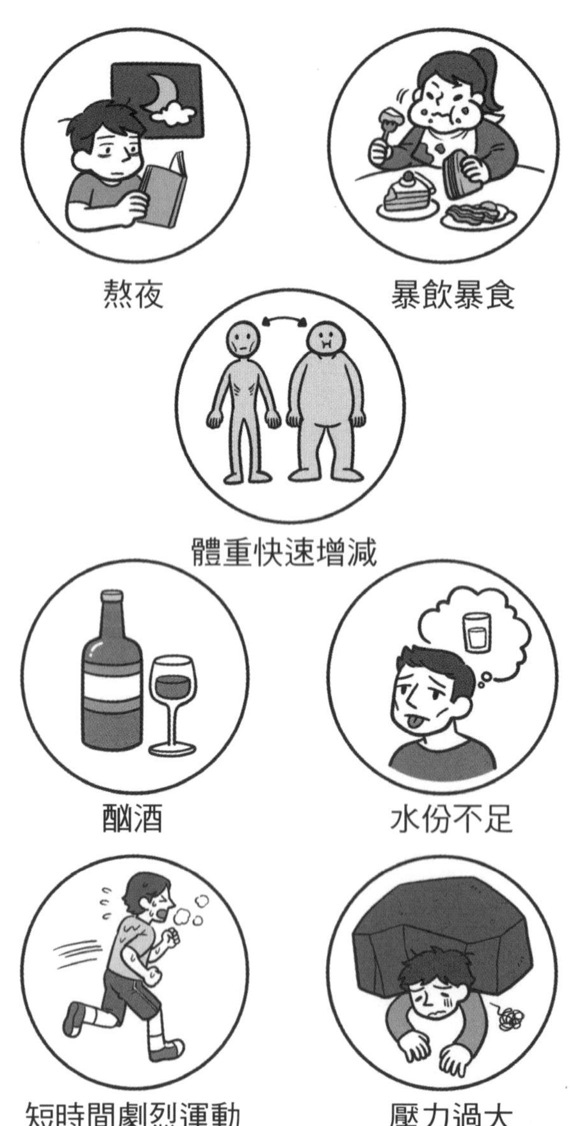

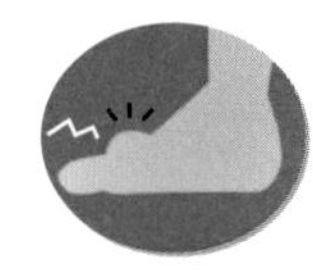

壓力會造成哪些變化

壓力原來是物理學上的用語，意思是當物體受到外部施加力量時，內部便會產生扭曲，這就是壓力，而外部施加的力稱為「壓力源」。就心理學方面來說，外界的刺激例如氣溫、濕度、工作、人際關係等時時刻刻都存在我們身邊，而大腦與身體接收到這些刺激時，就會啟動保護機制，例如當意識到危險時，就會想要逃跑；或是當天氣炎熱，身體就會排汗等等。當外界的刺激令人感到不愉快或是痛苦時，人體就會保護自己不受這些壓力的傷害，有時候會產生心理上的扭曲，而影響身心健康。

此時，我們的外在表現會出現像是對興趣、娛樂都感到無趣；常因為一點小事而焦躁、生氣，容易緊張不安；注意力不容易集中，工作效率變差；沒有食慾或是食慾大增；以及拉肚子或是便秘等症狀。

在生理上，壓力會造成身體以下的變化：

1. 可體松、腎上腺素、正腎上腺素等所謂的「壓力荷爾蒙」，作用在自律神經系統造成失衡，使人易怒、恐懼，壓力賀爾蒙還會抑制前腦的活動，使理性思考能力及記憶力減退，注意力不集中。

2. 長期的壓力會抑制腦內啡，使腦內啡分泌量減少甚至消失，造成偏頭痛、背痛及關節疼痛等症狀。

3. 甲狀腺素增加，代謝速度變快，使得心臟、神經系統超過負荷，造成失眠問題。

4. 壓力容易造成腹痛、嘔吐、脹氣、腹瀉等腸胃傷害，長期承受壓力的人容易罹患腸躁症。

5. 降低免疫力，使身體抵抗傳染病的能力降低，因此承受壓力時較容易罹患感冒和其它傳染性疾病。

6. 壓力賀爾蒙造成血中膽固醇升高，促使血管粥狀硬化，提高中風與心臟病的危險性；此外，壓力荷爾蒙會刺激新陳代謝造成血糖昇高，不利於糖尿病患者控制血糖。

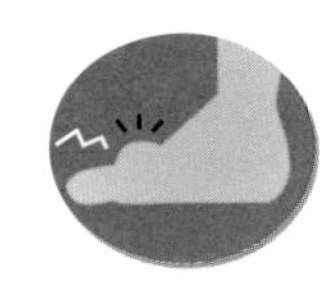

有效解除壓力的方式

根據臨床統計，承受壓力的人尿酸值會增加，可能是因為人在感覺到壓力時，交感神經加快作用消耗大量的能量，並且促進代謝使尿酸合成增加。

壓力累積一段時間之後，一定會有警訊，例如睡了很久還是很累，或是心情經常緊張、憂鬱等等，千萬不可以忽視這些警訊，要透過各種使身心放鬆的方式緩解壓力，恢復正常。

如果面對突如其來的壓力，造成頭腦紊亂，無法正常面對一切，不妨先停下手邊的工作，做些簡單且立即有效果的減壓操。以下提供兩種減壓操：

1.腹式呼吸法

a. 可以在床上、散步或是辦公室坐位上進行。

b. 以五秒鐘的時間由鼻子慢慢吸氣。

c. 以十五秒的時間從嘴巴緩緩吐氣。

d. 每一次吸吐約二十秒，每分鐘進行三次。重複十次左右，就可以明顯感到心情舒緩許多。

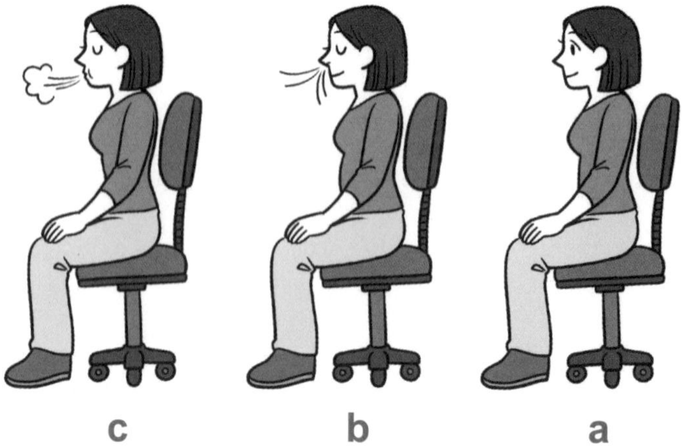

c　　b　　a

2. 擴胸深呼吸法

a. 坐在椅子上或是雙腳與肩同寬站立。

b. 雙手合掌放在胸前，全身放鬆。

c. 用鼻子深呼吸，同時將手掌分開，讓兩手心越離越遠，直到感覺胸腔充滿空氣。

d. 緩緩地將用嘴巴吐氣，同時將手掌往回移動，恢復在胸前合掌。

e. 每一回合十次，可以重複幾回合至感覺心情舒緩。

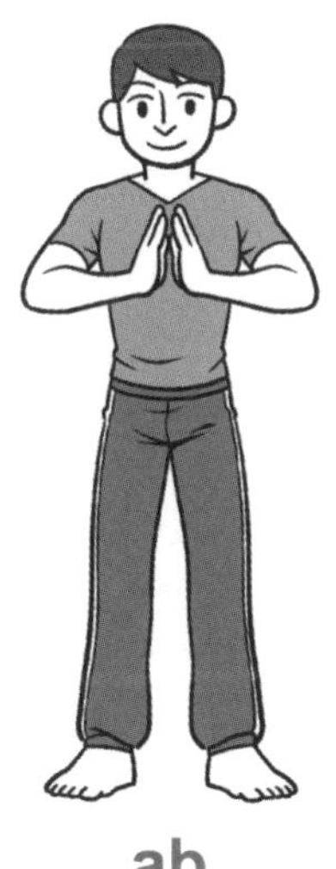

ab

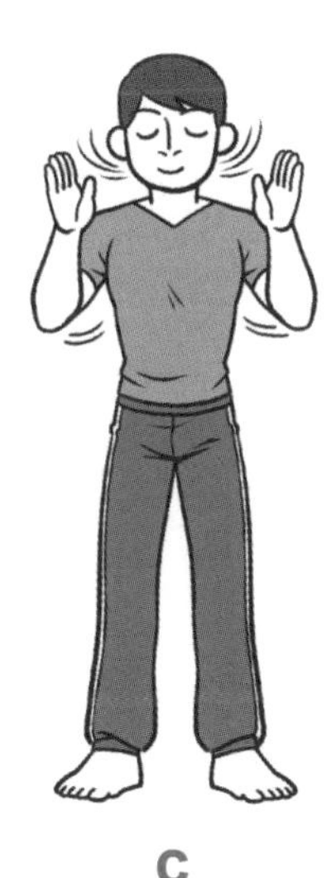

c

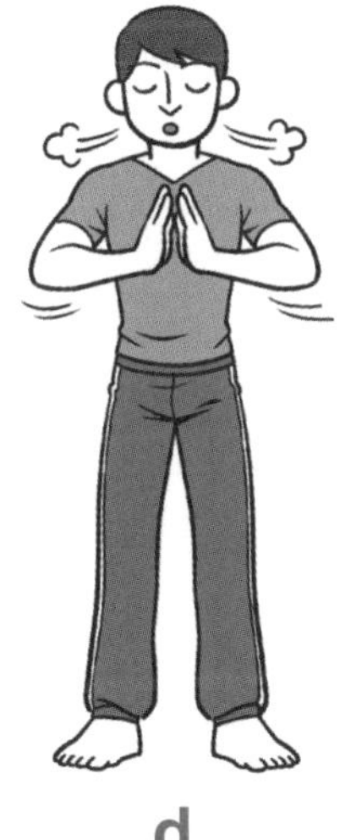

d

3.放鬆肌肉法

a. 坐在椅子上，閉上眼睛與嘴巴，頭往後仰，以鼻子深呼吸後摒住呼吸，直到無法再憋氣時，再由嘴巴吐氣。

b. 上半身挺直，儘量將下巴抵住胸口，雙眼儘可能往上看，由鼻子深呼吸後摒住呼吸，直到感覺無法再憋氣時，由嘴巴吐氣。

c. 雙臂環抱住前胸，由鼻子深呼吸後摒住呼吸，直到感覺無法憋氣，由嘴巴吐氣。

d. 將臀部肌肉收緊，繃緊背部肌肉，抬高雙腿，並將雙腳儘量往前伸直，由鼻子深呼吸後摒住呼吸，直到無法再憋氣時，由嘴巴吐氣。

e. 上述動作重複5次之後，可以感覺到肌肉明顯放鬆。

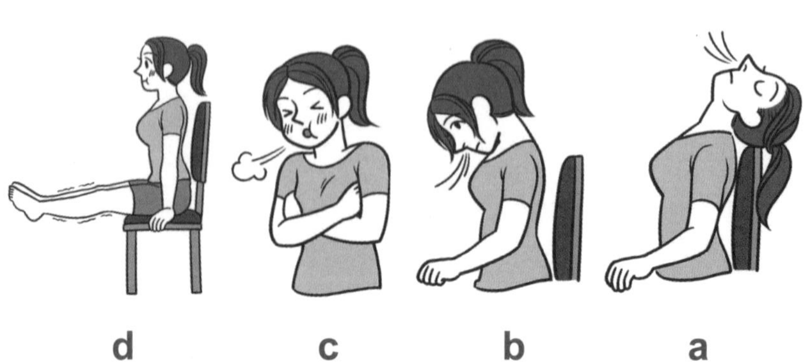

Memo

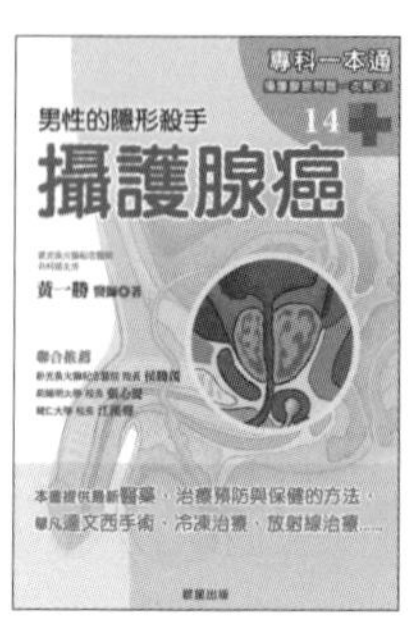

《攝護腺癌：男性的隱形殺手》

新光醫院外科部主任　黃一勝◎著／定價：250元

年過40歲的男人，都該知道的攝護腺知識～

攝護腺是攸關**男性下半生（身）的幸（性）福與健康的關鍵！**
當你有頻尿、腫痛現象、性慾減退等症狀，就有可能是你的攝護腺出了問題⋯⋯ 年過40歲的男人，都該知道的攝護腺知識～

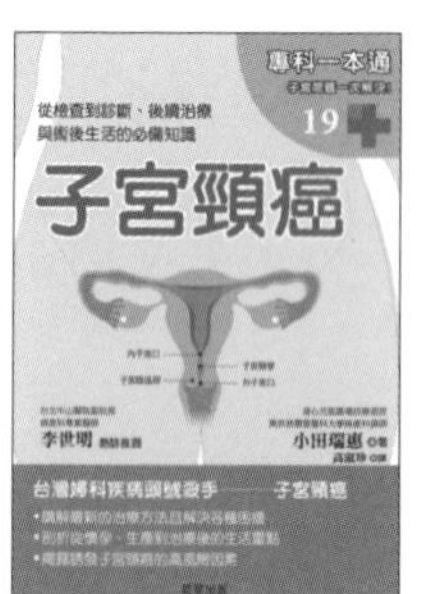

《子宮頸癌：從檢查到診斷、後續治療與術後生活的必備知識》

小田瑞惠◎著／高淑珍◎譯／定價：250元

子宮頸癌爲好發於35～39歲的婦科癌症

台灣平均一年約有3,000名婦女罹患此病，其中約有1,000人會死於子宮頸癌。本書爲了**揮別女性的疾病夢魘，教你瞭解疾病、檢查與治療的方法**。除了治療方法，更提供術後生活務必須瞭解的知識。讓你能順利的從疾病中康復，重新散發女性的光輝。

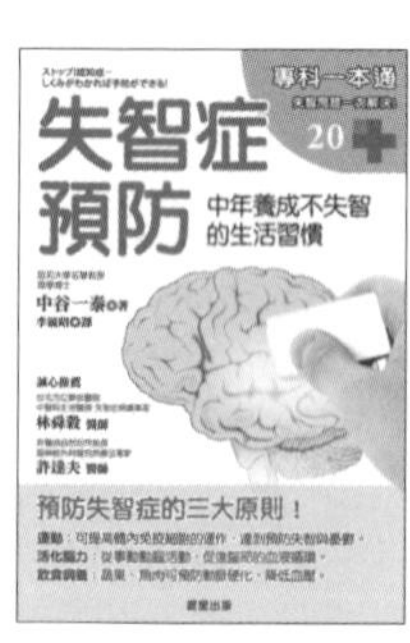

《失智症預防：中年養成不失智的生活習慣》

中谷一泰◎著／李毓昭◎譯／定價：280元

65歲以後逐漸增加的失智症，爲全球高齡化社會不可避免的關鍵問題。

失智症**不只會造成記憶力退化，還會影響到其他認知功能**（如語言、情緒等），對生活造成全面性的傷害。我們無法預期自己與周遭的人是否會罹患失智症，但我們可以爲未來做準備。

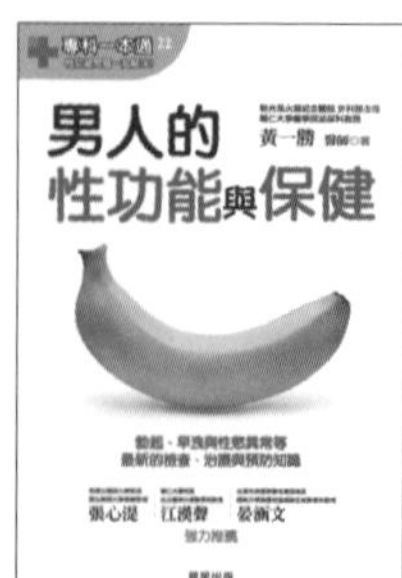

《男人的性功能與保健：勃起、早洩與性慾異常等 最新的檢查、治療與預防知識》

新光醫院外科部主任　黃一勝◎著／定價：290元

重振雄風絕對不是問題！只要找對方法就行了！

性福拉警報！根據臨床醫療統計指出，台灣每三位男人就有一位早洩。性功能障礙是男人從**青春期到年老期，都有可能「意外」發生的狀況**。本書由泌尿科權威所編寫，詳述８大性功能問題，並將各個層面做完整、有系統的介紹，疾病不再複雜！

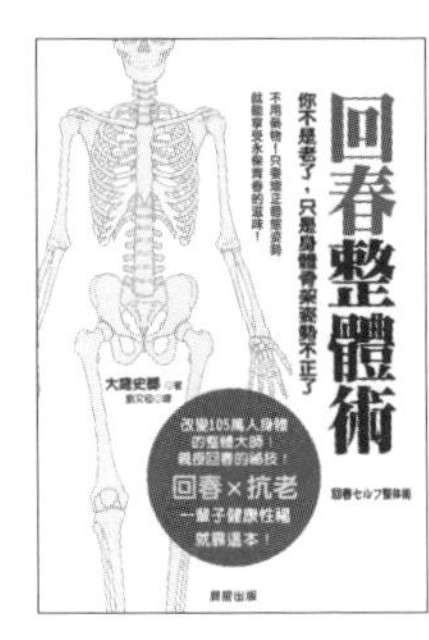

《回春整體術：你不是老了，只是身體骨架姿勢不正了》

大庭史榔◎著／劉又菘◎譯／定價：290元

不用藥物！
只要矯正體態姿勢，就能享受永保青春的滋味！

從**脊椎**、**腰椎**等整體醫學概念的角度，**看待性愛的各種問題與現象**，可說是市面上相當少見的回春保健書籍。 圖解步驟清楚易懂，讀者也可透過本書瞭解自己在性事或老化上的狀況。

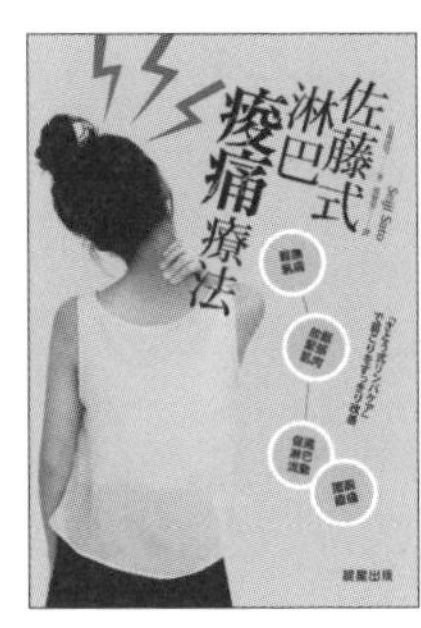

《佐藤式淋巴痠痛療法》

佐藤青兒◎著／郭寶雯◎譯／定價：250元

消除身體痠痛的關鍵在於「淋巴」

本書有別其他同類書籍，**不強調按摩、伸展等由外施加壓力的方法**，而是用對身體最不造成負擔的方式來解決肩頸痠痛，甚至是其他身體問題。書中所提供的方法簡單、圖解清楚，讓讀者可快速直接地掌握肩頸痠痛的原因且解決問題

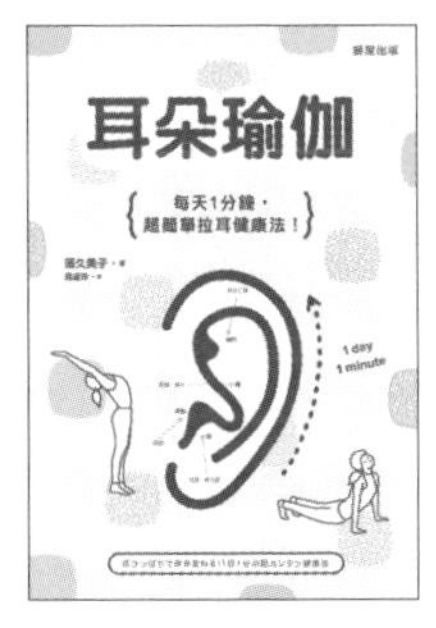

《耳朵瑜伽：每天1分鐘，超簡單拉耳健康法！》

薄久美子◎著／高淑珍◎譯／定價：250元

手指按揉耳朵＋身體合理姿勢＝耳朵瑜伽

本書**以圖解方式介紹耳朵與身體的各種穴道知識**，內容多元，圖解大而清晰，讀者可透過圖示步驟掌握動作要領，輕鬆自我練習。 能確實改善身體小毛病，針對不同症狀揉捏按壓耳朵，輕鬆就可揮別如肩膀僵硬、虛冷、眼睛疲勞、壓力等煩惱。

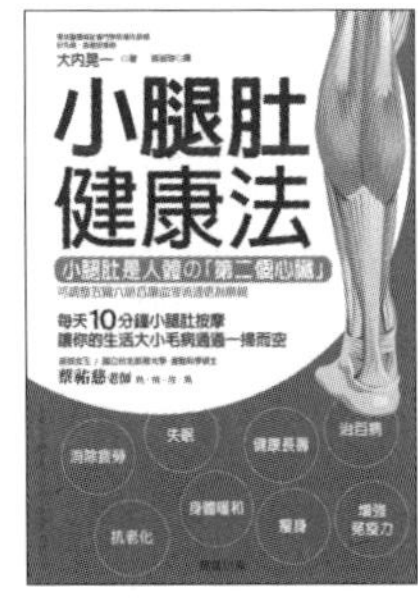

《小腿肚健康法》

大內晃一◎著／高淑珍◎譯／定價：250元

小腿肚是人體的「第二個心臟」

性與市面上的小腿肚按摩書籍不同，**本書結合「飲食、運動、保暖、按摩」四大原則**，幫助讀者更快且有效的舒緩身體大小毛病，恢復健康的體態。最適合全家大小一起閱讀的「小腿肚健康法」，從根本治療疾病、澈底擺脫不適。

一次搞懂痛風 / 姜周禮作. -- 初版. -- 臺中市 : 晨星, 2017.06

面；　公分. --（專科一本通 ; 24）

ISBN 978-986-443-266-0（平裝）

1.痛風

415.595　　106005886

專科一本通 24

一次搞懂痛風

作者　姜 周 禮
主編　莊 雅 琦
企劃編輯　何 錦 雲
編輯助理　劉 容 瑄
網路行銷　吳 孟 青
美術編輯　曾 麗 香
封面設計　陳 其 煇
內頁繪圖　腐 貓 君

創辦人　陳 銘 民
發行所　晨星出版有限公司
台中市 407 工業區 30 路 1 號
TEL:（04）23595820　FAX:（04）23550581
E-mail:health119@morningstar.com.tw
http://www.morningstar.com.tw
行政院新聞局局版台業字第 2500 號
法律顧問　陳 思 成 律師
初版　西元 2017 年 7 月 06 日
郵政劃撥　22326758（晨星出版有限公司）
讀者服務專線　04-23595819#230

印刷　上好印刷股份有限公司

定價 300 **元**
ISBN 978-986-443-266-0

◆讀者回函卡◆

以下資料或許太過繁瑣，但卻是我們瞭解您的唯一途徑
誠摯期待能與您在下一本書中相逢，讓我們一起從閱讀中尋找樂趣吧！

姓名：＿＿＿＿＿＿＿＿　性別：□男　□女　生日：　／　／

教育程度：□小學　□國中　□高中職　□專科　□大學　□碩士　□博士

職業：□學生　□軍公教　□上班族　□家管　□從商　□其他＿＿＿＿＿＿

月收入：□ 3萬以下　□ 4萬左右　□ 5萬左右　□ 6萬以上

E-mail：＿＿＿＿＿＿＿＿＿＿　聯絡電話：＿＿＿＿＿＿＿＿

聯絡地址：□□□＿＿＿＿＿＿＿＿＿＿＿＿＿＿＿＿＿＿

購買書名：　一次搞懂痛風

・請問您是從何處得知此書？

□書店　□報章雜誌　□電台　□晨星網路書店　□晨星健康養生網　□其他＿＿＿＿

・促使您購買此書的原因？

□封面設計　□欣賞主題　□價格合理　□親友推薦　□內容有趣　□其他＿＿＿＿

・看完此書後，您的感想是？

＿＿＿＿＿＿＿＿＿＿＿＿＿＿＿＿＿＿＿＿＿＿＿＿＿＿＿＿

・您有興趣了解的問題？ (可複選)

□ 中醫傳統療法 □ 中醫脈絡調養　□ 養生飲食　□ 養生運動　□ 高血壓 □ 心臟病

□ 高血脂　□ 腸道與大腸癌　□ 胃與胃癌　□ 糖尿病　□內分泌　□ 婦科 □ 懷孕生產

□ 乳癌／子宮癌　□ 肝膽　□ 腎臟　□ 泌尿系統 □攝護腺癌　□ 口腔 □ 眼耳鼻喉

□ 皮膚保健　□ 美容保養　□ 睡眠問題　□ 肺部疾病　□ 氣喘／咳嗽 □ 肺癌

□ 小兒科 □ 腦部疾病　□ 精神疾病　□ 外科　□ 免疫　□ 神經科 □ 生活知識

□ 其他＿＿＿＿＿＿＿＿＿＿＿＿＿＿＿＿＿＿＿＿＿＿＿＿＿

□ 同意成為晨星健康養生網會員

以上問題想必耗去您不少心力，為免這份心血白費，請將此回函郵寄回本社或傳真至（04）2359-7123，您的意見是我們改進的動力！

晨星出版有限公司 編輯群，感謝您！

享健康　免費加入會員・即享會員專屬服務：

【駐站醫師服務】免費線上諮詢Q&A！
【會員專屬好康】超值商品滿足您的需求！
【每周好書推薦】獨享「特價」+「贈書」雙重優惠！
【VIP個別服務】定期寄送最新醫學資訊！
【好康獎不完】每日上網獎紅利、生日禮、免費參加各項活動！

請填妥後對折裝訂，直接投郵即可，免貼郵票。

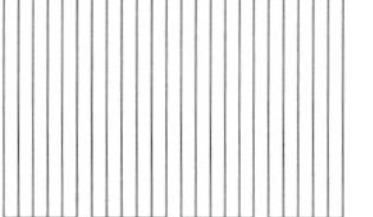

廣告回函
台灣中區郵政管理局
登記證第267號
免貼郵票

407

台中市工業區30路1號

晨星出版有限公司

請沿虛線摺下裝訂，謝謝！

填回函 · 送好書

填妥回函後附上 50 元郵票寄回即可索取

《驚奇之心：瑞秋卡森的自然體驗》

寂靜的春天作者瑞秋 · 卡森在她五十歲那年，

以最真摯的文句寫下這部自然小品，

叮嚀著大人們牽起孩子的手，一同走進自然的懷抱，

用自己所有的感官去親近大自然的奧美，體驗自然萬物的驚奇！

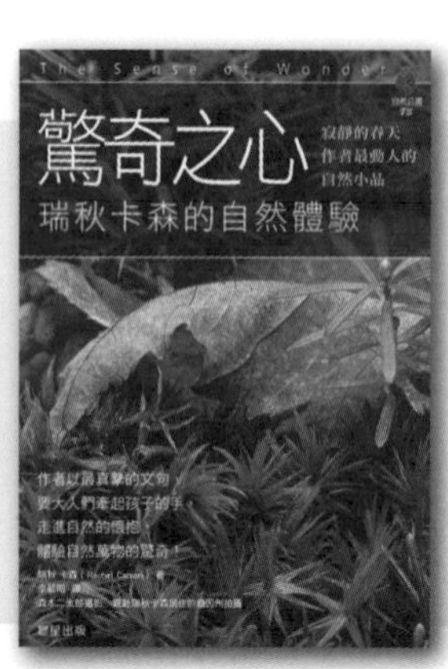

特邀各科專業駐站醫師，為您解答各種健康問題。

更多健康知識、健康好書都在晨星健康養生網。

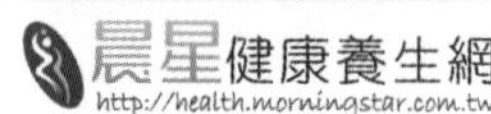